My Sofa King Great

Recipe Book

by

____

First Edition 1.0, 2021
in the United States of America
Ruthie Aynes-Hartle
Sofa King Rad Publishing
Colorado Springs, CO
ISBN 978-1-7361214-8-1
www.SofaKingRad.com

My Sofa King Great Recipe Book

Recipe 1: ______________________________ _____2

Recipe 2: ______________________________ ____ 4

Recipe 3: ______________________________ _____6

Recipe 4: ______________________________ _____8

Recipe 5: ______________________________ ____10

Recipe 6: ______________________________ ___ 12

Recipe 7: ______________________________ ___ 14

Recipe 8: ______________________________ ___ 16

Recipe 9: ______________________________ ____18

Recipe 10: _____________________________ ___ 20

Recipe 11: _____________________________ ___ 22

Recipe 12: _____________________________ ___ 24

Recipe 13: _____________________________ ___ 26

Recipe 14: _____________________________ ___ 28

Recipe 15: ________________________________ 30

Recipe 16: ________________________________ 32

Recipe 17: ________________________________ 34

Recipe 18: ________________________________ 36

Recipe 19: ________________________________ 38

Recipe 20: ________________________________ 40

Recipe 21: ________________________________ 42

Recipe 22: ________________________________ 44

Recipe 23: ________________________________ 46

Recipe 24: ________________________________ 48

Recipe 25: ________________________________ 50

Recipe 26: ________________________________ 52

Recipe 27: ________________________________ 54

Recipe 28: ________________________________ 56

Recipe 29: ________________________________ 58

Recipe 30: ________________________________ 60

Recipe 31: ________________________________ 62

Recipe 32: ________________________________ 64

Recipe 33: ________________________________ 66

Recipe 34: ________________________________ 68

Recipe 35: ________________________________ 70

Recipe 36: ________________________________ 72

Recipe 37: ________________________________ 74

Recipe 38: ________________________________ 76

Recipe 39: ________________________________ 78

Recipe 40: ________________________________ 80

Recipe 41: ________________________________ 82

Recipe 42: ________________________________ 84

Recipe 43: ________________________________ 86

Recipe 44: ________________________________ 88

Recipe 45: ________________________________ 90

Recipe 46: ________________________________ 92

Recipe 47: ________________________________ 94

Recipe 48: ________________________________ 96

Recipe 49: ________________________________ 98

Recipe 50: ________________________________ 100

Recipe 51: ________________ 102
Recipe 52: ________________ 104
Recipe 53: ________________ 106
Recipe 54: ________________ 108
Recipe 55: ________________ 110
Recipe 56: ________________ 112
Recipe 57: ________________ 114
Recipe 58: ________________ 116
Recipe 59: ________________ 118
Recipe 60: ________________ 120
Recipe 61: ________________ 122
Recipe 62: ________________ 124
Recipe 63: ________________ 126
Recipe 64: ________________ 128
Recipe 65: ________________ 130
Recipe 66: ________________ 132
Recipe 67: ________________ 134
Recipe 68: ________________ 136

Recipe 69: ____________________ 138
Recipe 70: ____________________ 140
Recipe 71: ____________________ 142
Recipe 72: ____________________ 144
Recipe 73: ____________________ 146
Recipe 74: ____________________ 148
Recipe 75: ____________________ 150
Recipe 76: ____________________ 152
Recipe 77: ____________________ 154
Recipe 78: ____________________ 156
Recipe 79: ____________________ 158
Recipe 80: ____________________ 160
Recipe 81: ____________________ 162
Recipe 82: ____________________ 164
Recipe 83: ____________________ 166
Recipe 84: ____________________ 168
Recipe 85: ____________________ 170
Recipe 86: ____________________ 172

Recipe 87: ______________________________ 174
Recipe 88: ______________________________ 176
Recipe 89: ______________________________ 178
Recipe 90: ______________________________ 180
Recipe 91: ______________________________ 182
Recipe 92: ______________________________ 184
Recipe 93: ______________________________ 186
Recipe 94: ______________________________ 188
Recipe 95: ______________________________ 190
Recipe 96: ______________________________ 192
Recipe 97: ______________________________ 194
Recipe 98: ______________________________ 196
Recipe 99: ______________________________ 198
Recipe 100: _____________________________ 200
Recipe 101: _____________________________ 202

Recipe 1: ______________________________

____

Prep Time: _____ Cook Time: ____ Serves: ___

Ingredients:

______________ ______________

______________ ______________

______________ ______________

______________ ______________

______________ ______________

Instructions: ______________________

____

____

____

____

____

____

____

____

____

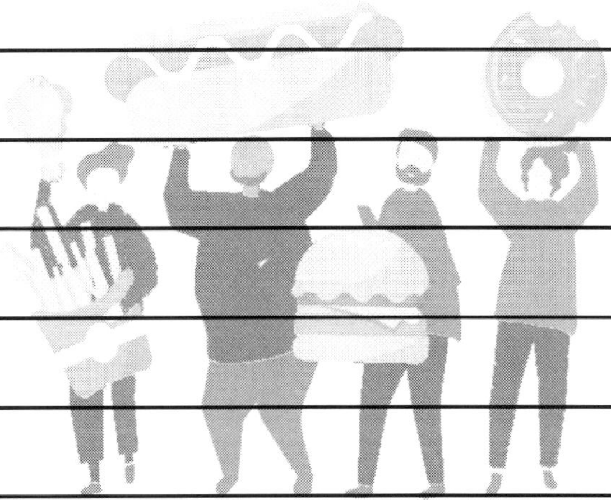

Notes:

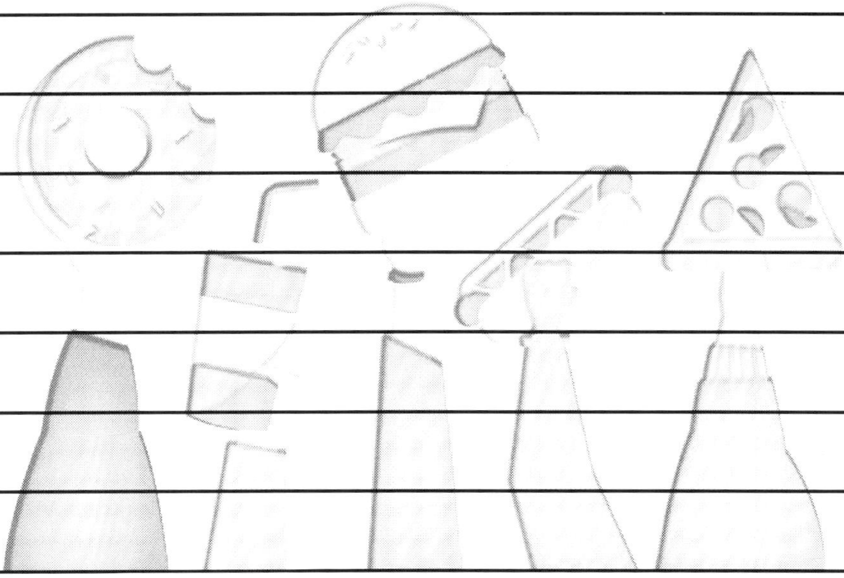

Recipe 2: ______________________________

____

Prep Time: _____ Cook Time: ____ Serves: ___

Ingredients:

______________ ______________

______________ ______________

______________ ______________

______________ ______________

______________ ______________

Instructions: ______________________

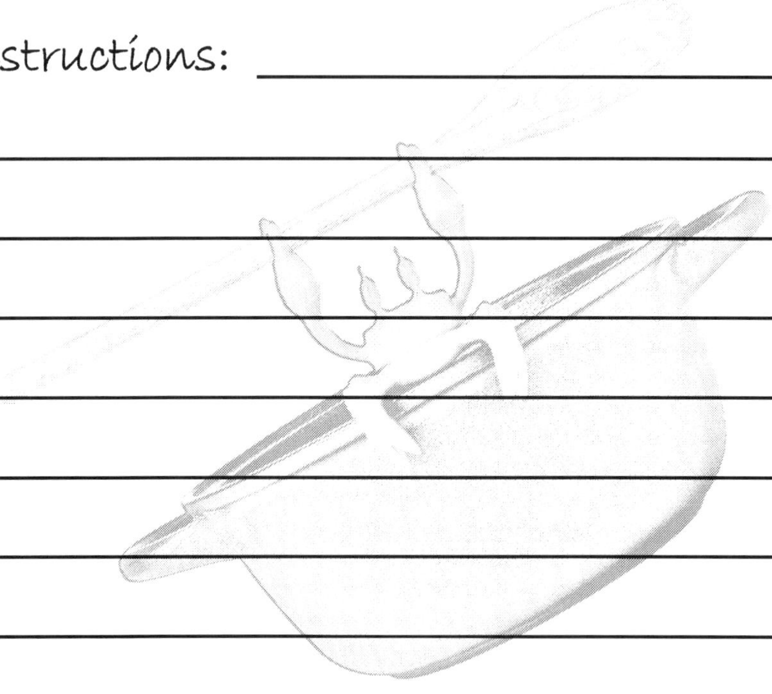

____

____

____

____

____

____

____

____

____

Notes:

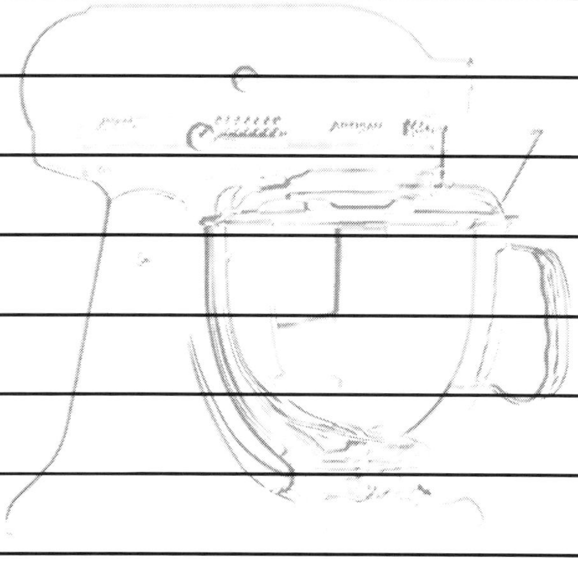

Recipe 3: ______________________________

____

Prep Time: _____ Cook Time: ____ Serves: ___

Ingredients:

______________ ______________

______________ ______________

______________ ______________

______________ ______________

______________ ______________

Instructions: ______________________________

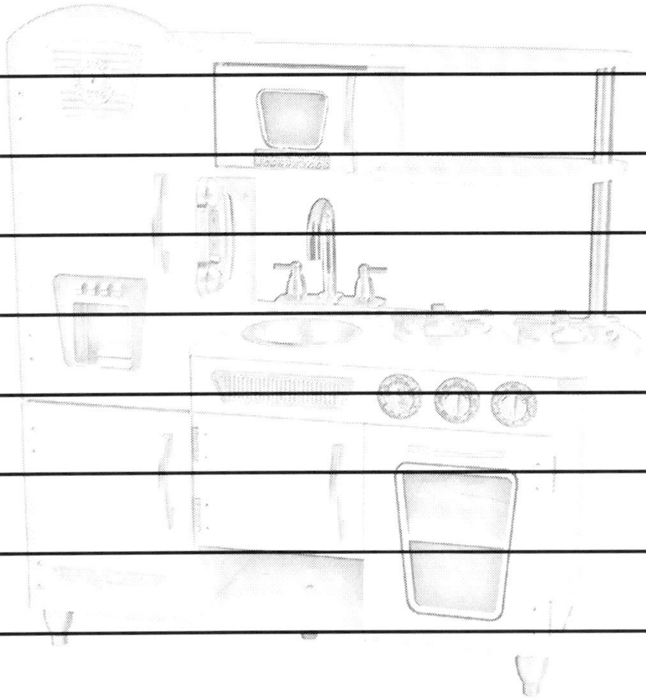

____

____

____

____

____

____

____

____

____

Notes:

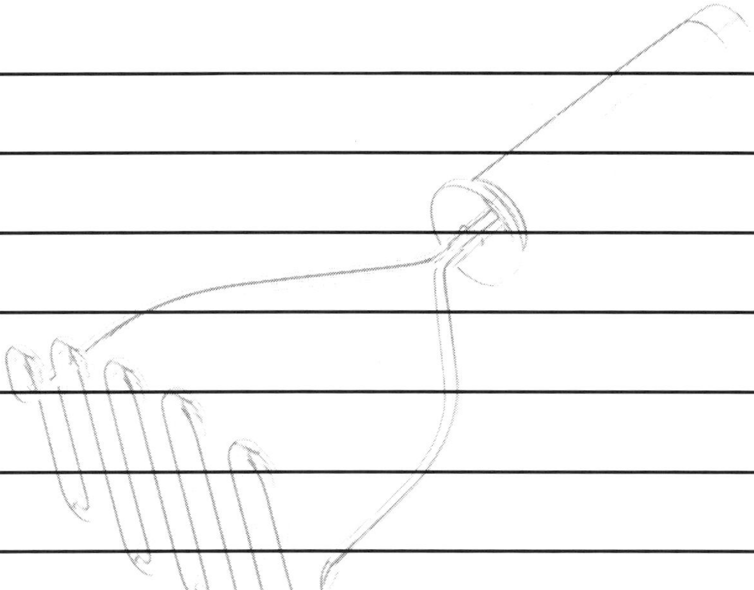

Recipe 4: ____

____

Prep Time: _____ Cook Time: ____ Serves: ___

Ingredients:

______________________ ______________________

______________________ ______________________

______________________ ______________________

______________________ ______________________

______________________ ______________________

Instructions: ______________________________

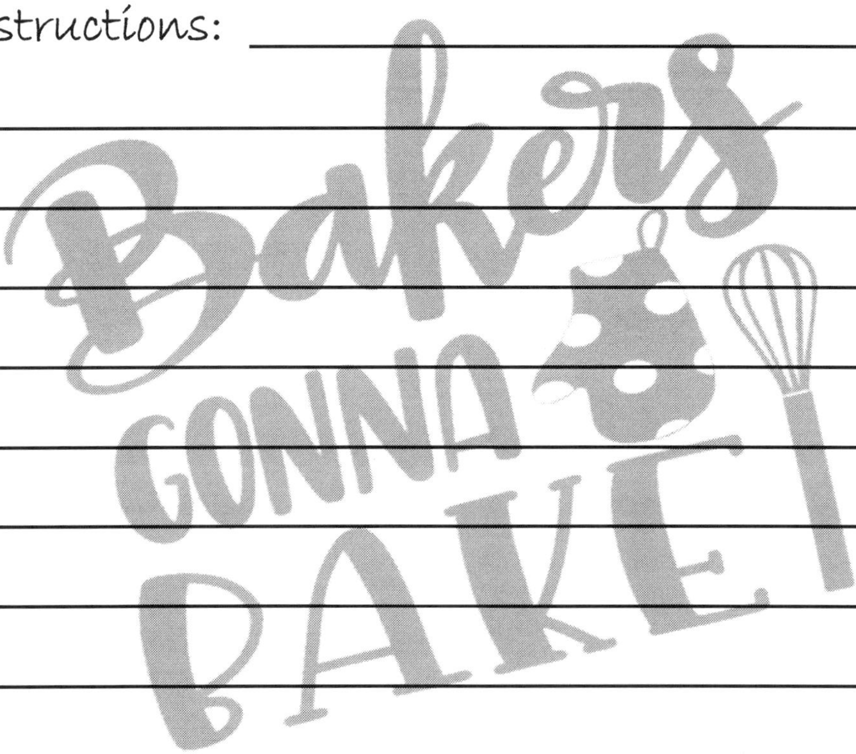

____

____

____

____

____

____

____

____

____

Notes:

Recipe 5: ______________________________

____

Prep Time: _____ Cook Time: ____ Serves: ___

Ingredients:

______________________ ______________________

______________________ ______________________

______________________ ______________________

______________________ ______________________

______________________ ______________________

Instructions: ______________________________

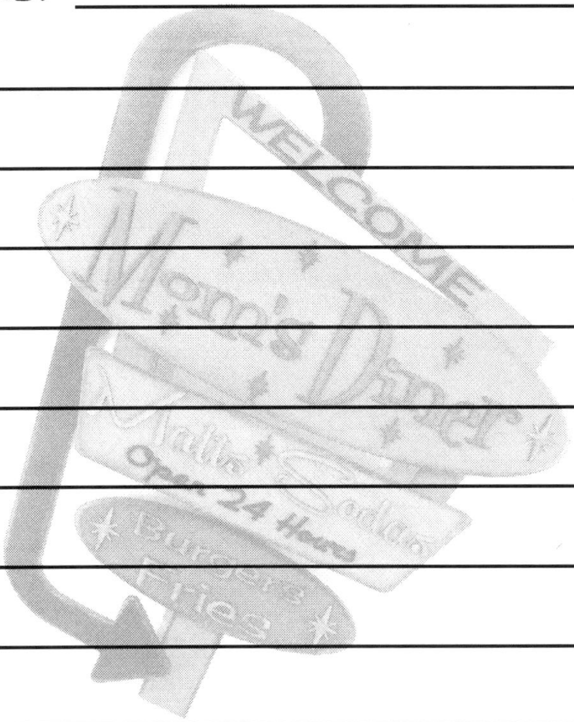

____

____

____

____

____

____

____

____

____

Notes:

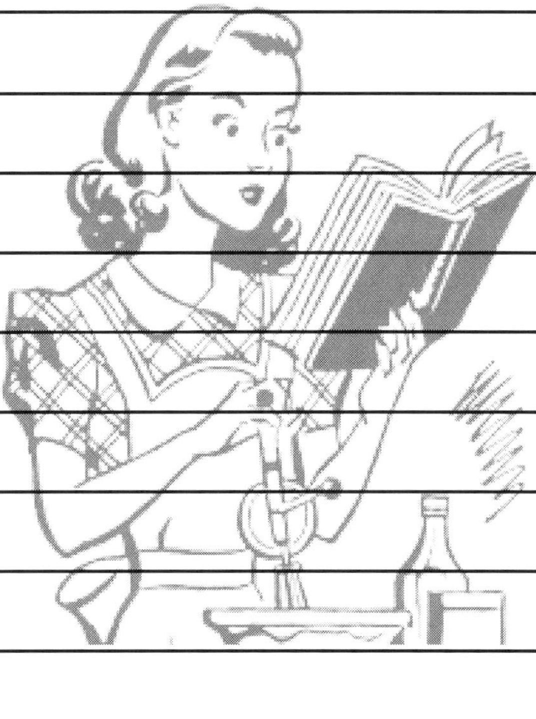

Recipe 6: ______________________________

____

Prep Time: _____ Cook Time: ____ Serves: ___

Ingredients:

______________ ______________

______________ ______________

______________ ______________

______________ ______________

______________ ______________

Instructions: ______________________

____

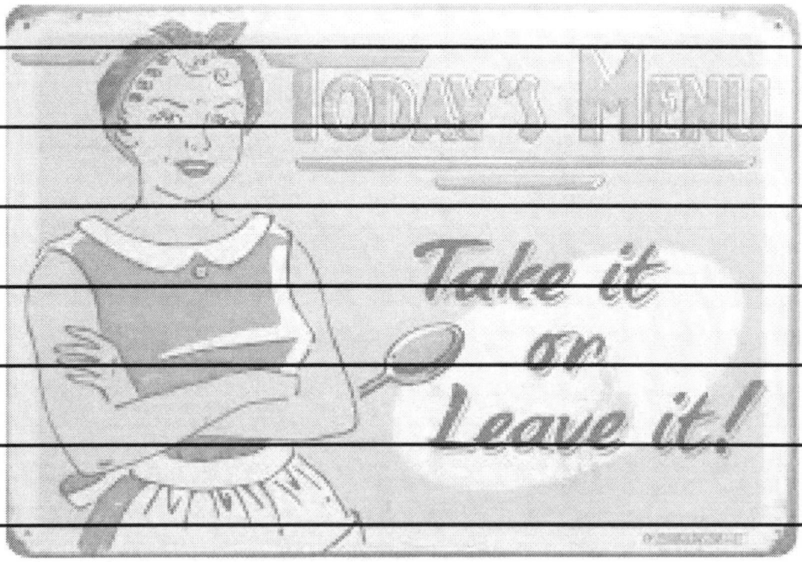

____

Notes:

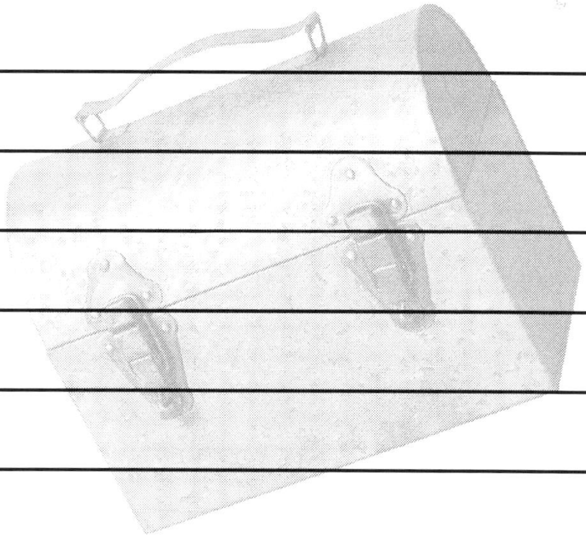

Recipe 7: ______________________________

Prep Time: _____ Cook Time: ____ Serves: ___

Ingredients:

Instructions:

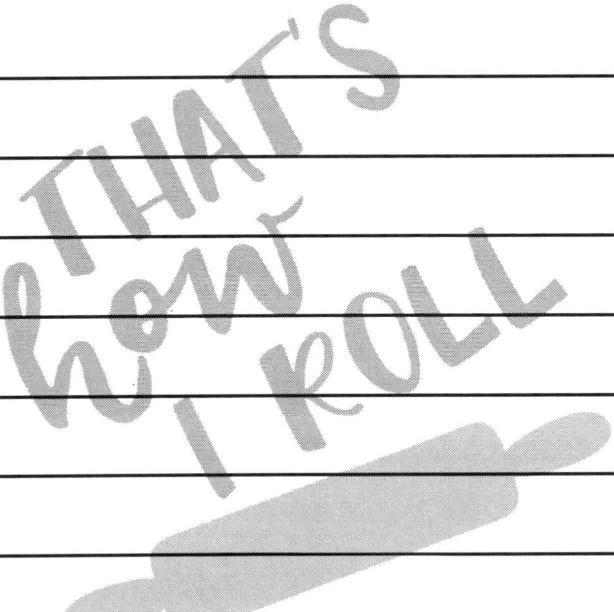

Notes:

Recipe 8: ____________________

Prep Time: ____ Cook Time: ____ Serves: ___

Ingredients:

Instructions:

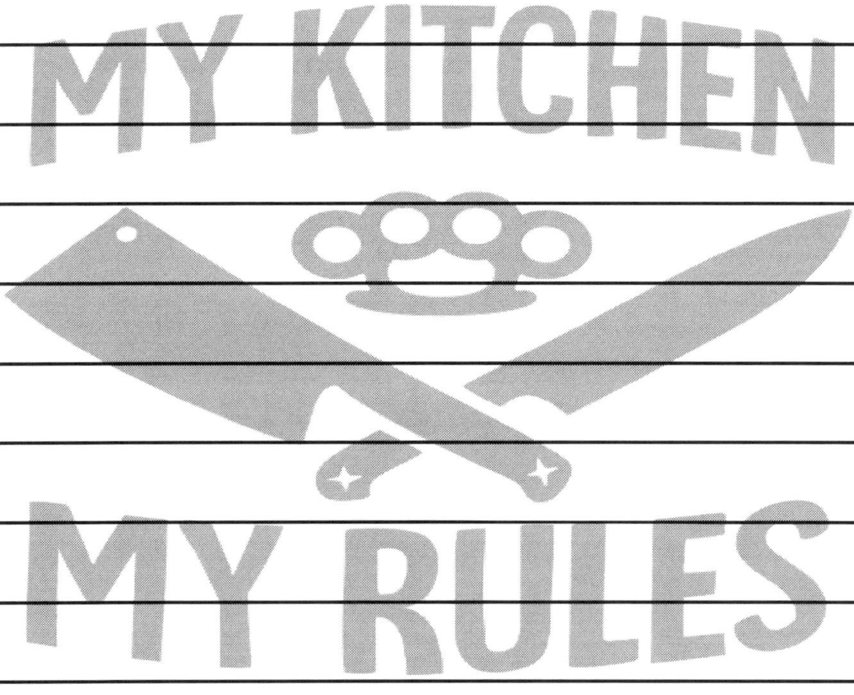

Notes:

Recipe 9: ____________________

____

Prep Time: _____ Cook Time: ____ Serves: ___

Ingredients:

____________________ ____________________

____________________ ____________________

____________________ ____________________

____________________ ____________________

____________________ ____________________

Instructions: ____________________

WORLD'S GREATEST CHEF

____

____

____

____

____

____

____

____

____

Notes:

Recipe 10: ____________________

Prep Time: ____ Cook Time: ____ Serves: ___

Ingredients:

Instructions:

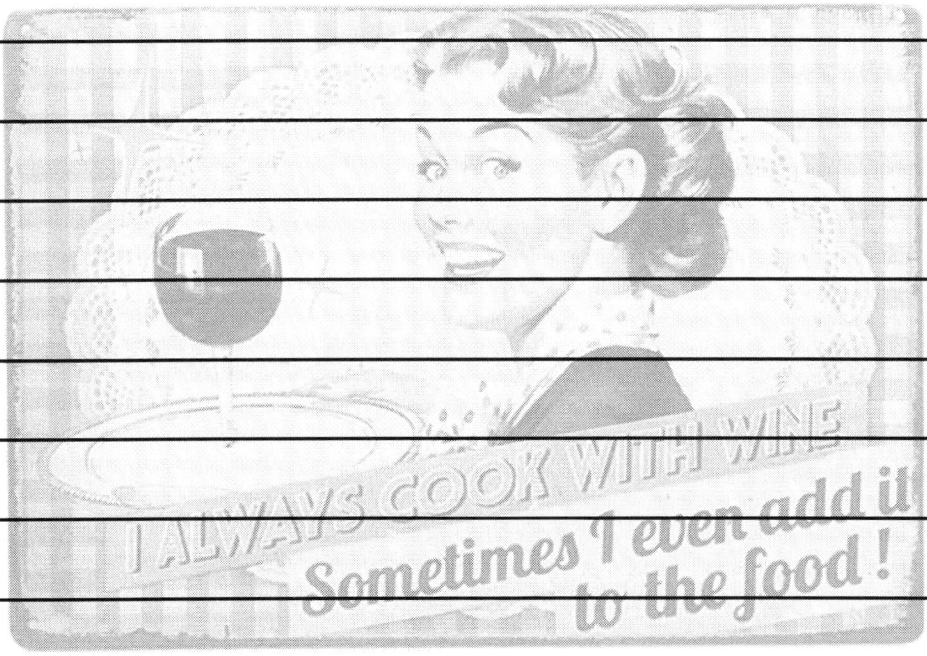

Notes:

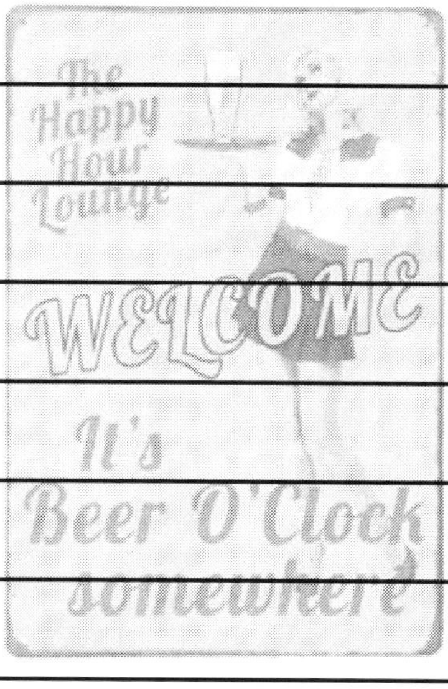

Recipe 11: ______________________________

____

Prep Time: ____ Cook Time: ____ Serves: ___

Ingredients:

______________ ______________

______________ ______________

______________ ______________

______________ ______________

______________ ______________

Instructions: ______________________

____

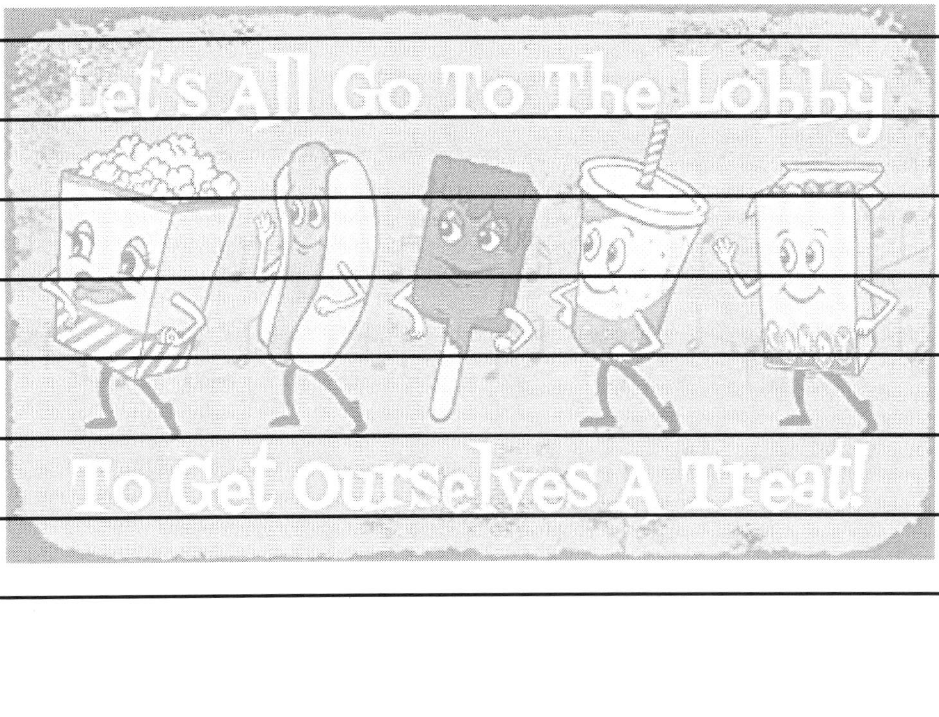

____

Notes:

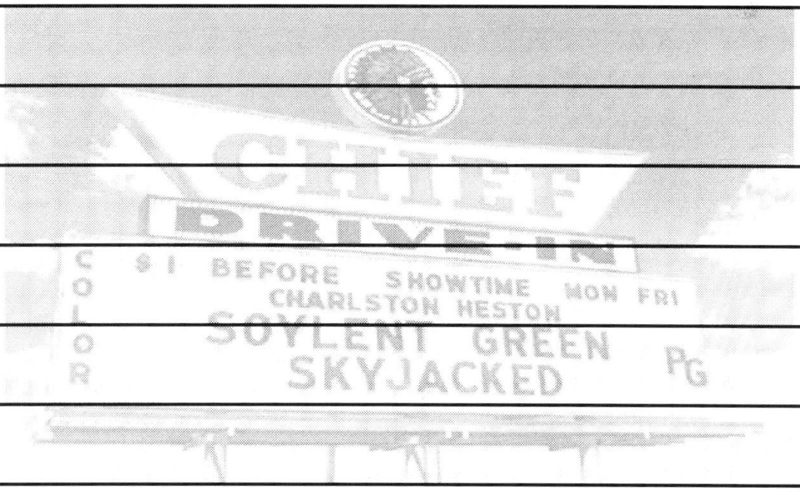
CHIEF
DRIVE-IN
$1 BEFORE SHOWTIME MON FRI
CHARLSTON HESTON
SOYLENT GREEN
SKYJACKED
COLOR
PG

Recipe 12: ______________________________

____

Prep Time: _____ Cook Time: ____ Serves: ___

Ingredients:

Instructions:

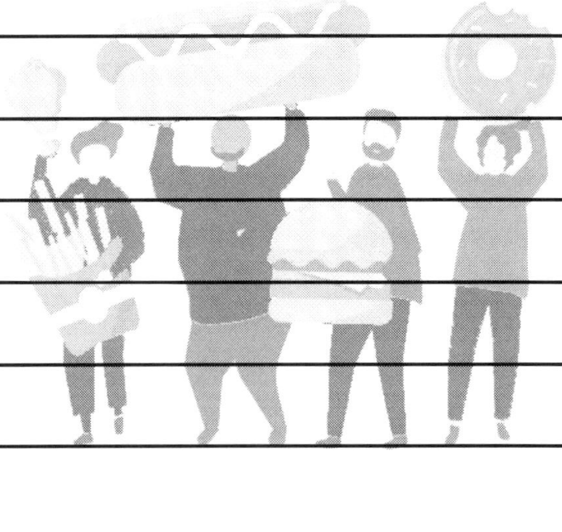

Notes:

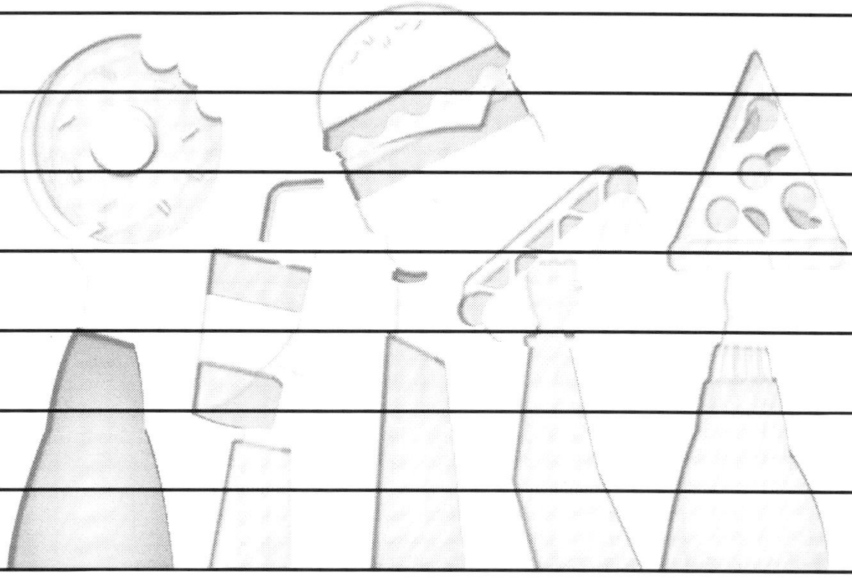

Recipe 13: ____________________

Prep Time: _____ Cook Time: ____ Serves: ___

Ingredients:

Instructions:

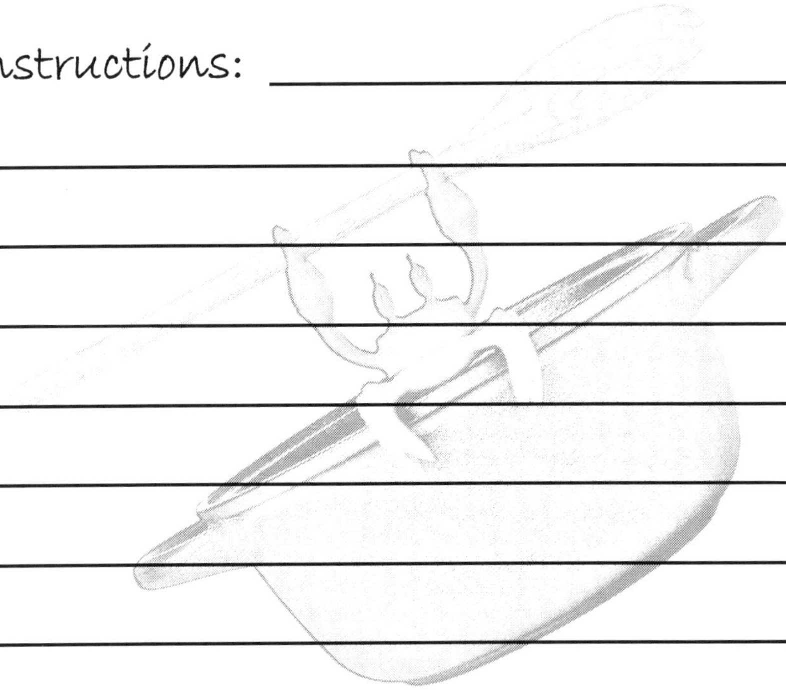

Notes:

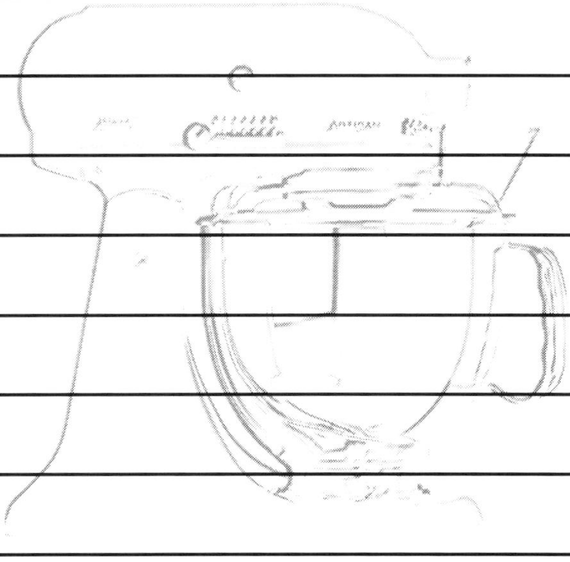

Recipe 14: ______________________________

____

Prep Time: ____ Cook Time: ____ Serves: ___

Ingredients:

______________ ______________

______________ ______________

______________ ______________

______________ ______________

______________ ______________

Instructions: ______________________

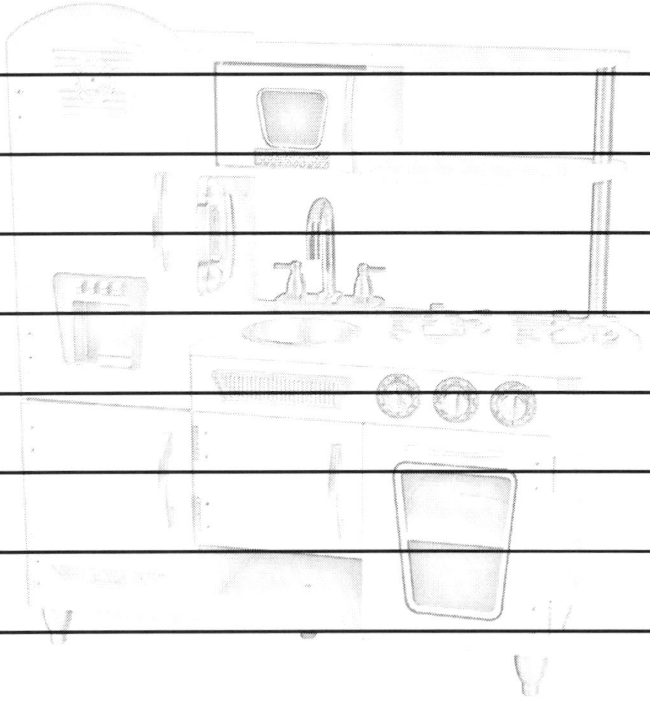

Notes:

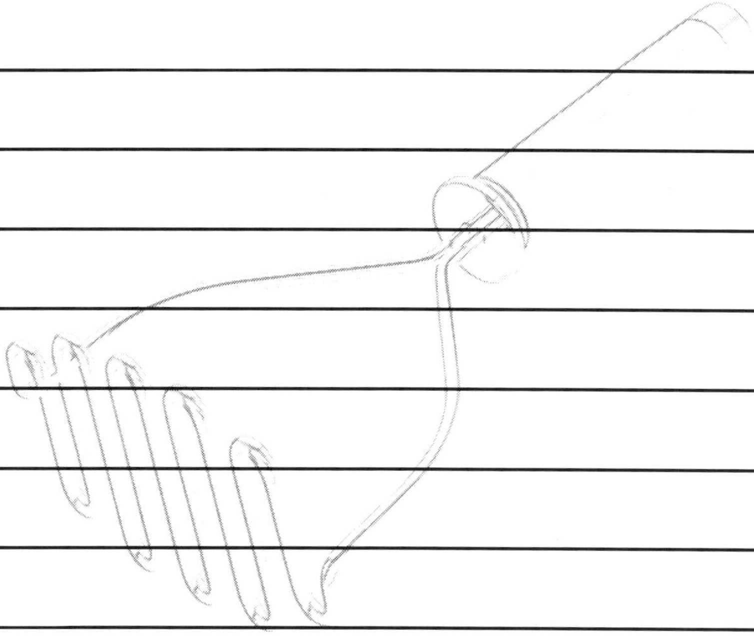

Recipe 15: ____________________

Prep Time: _____ Cook Time: ____ Serves: ___

Ingredients:

Instructions:

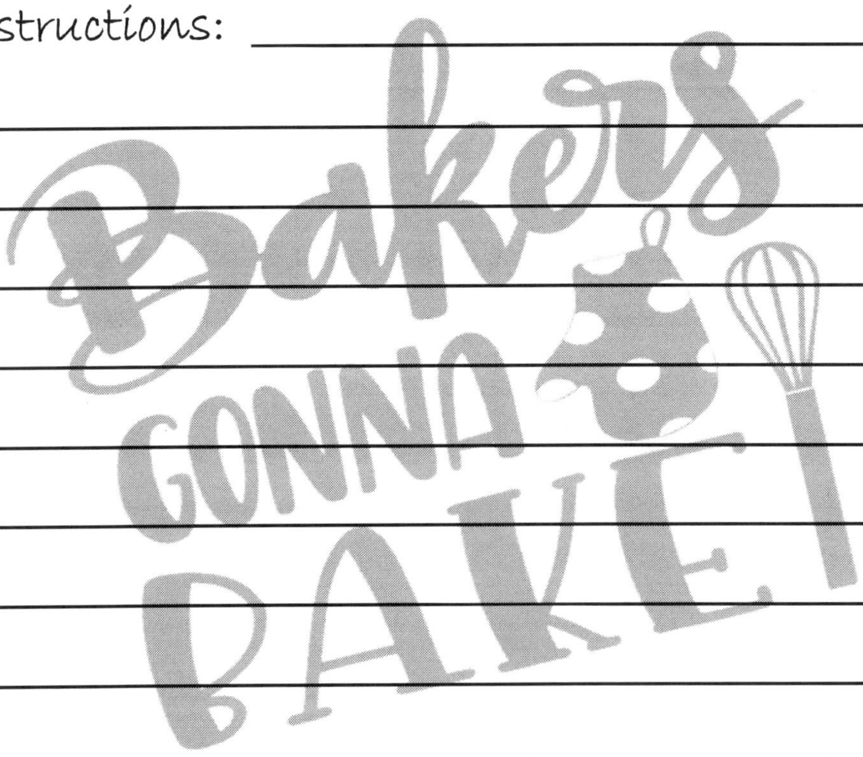

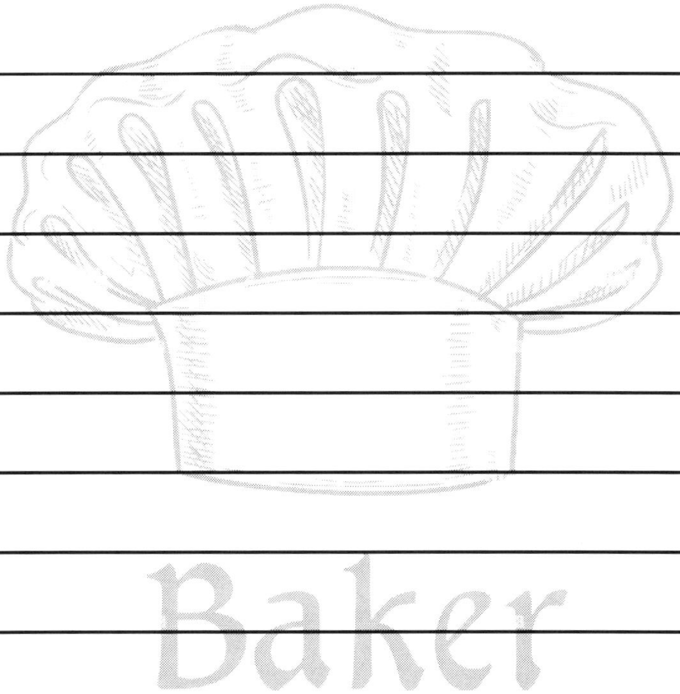

Notes:

Recipe 16: ____________________________________

____

Prep Time: _____ Cook Time: ____ Serves: ___

Ingredients:

______________________ ______________________

______________________ ______________________

______________________ ______________________

______________________ ______________________

______________________ ______________________

Instructions: ____________________________

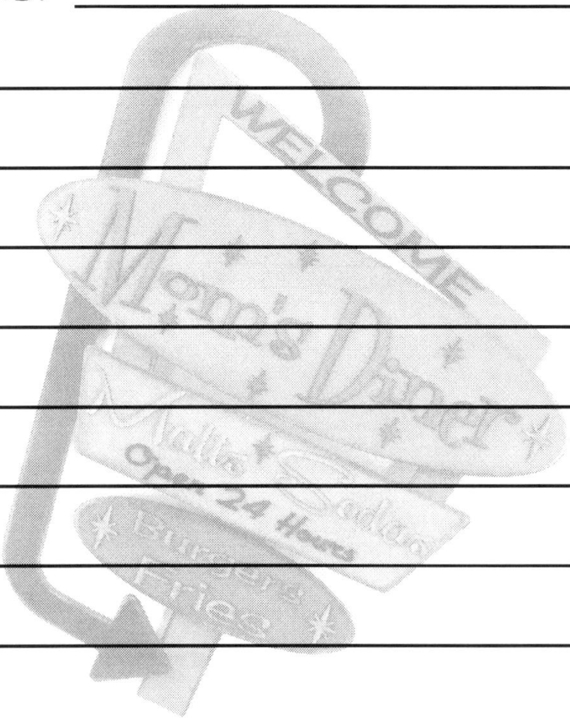

____

____

____

____

____

____

____

____

____

Notes:

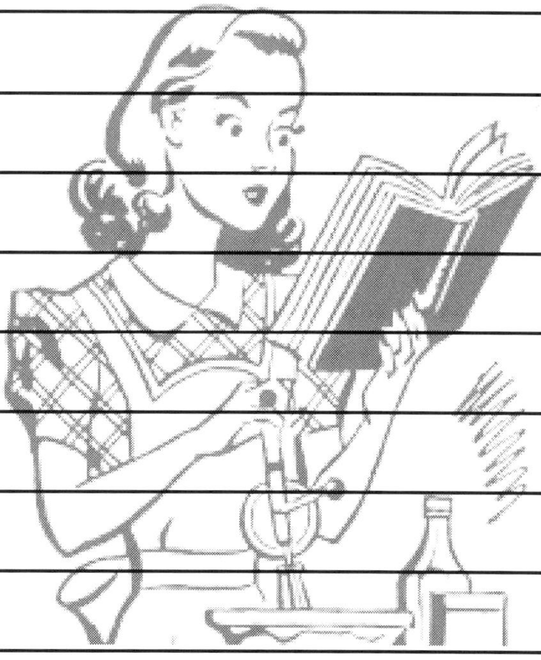

Recipe 17:

Prep Time: ____ Cook Time: ____ Serves: ___

Ingredients:

Instructions:

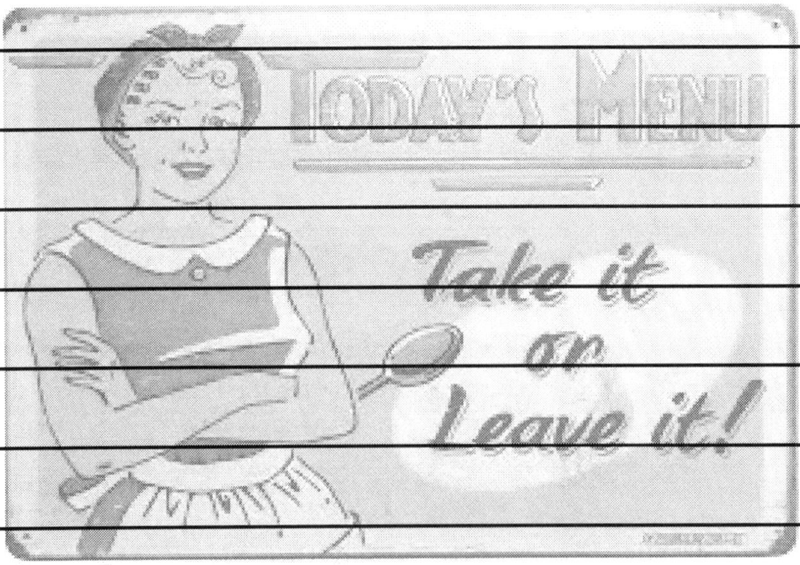

Notes:

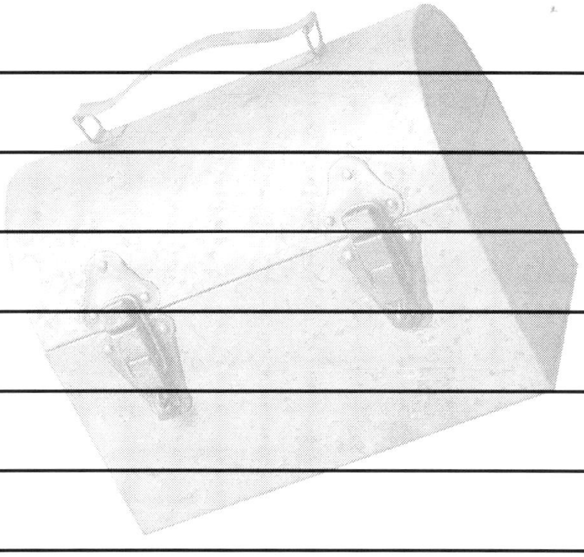

Recipe 18: ______________________________

____

Prep Time: _____ Cook Time: ____ Serves: ___

Ingredients:

______________ ______________

______________ ______________

______________ ______________

______________ ______________

______________ ______________

Instructions: ______________________

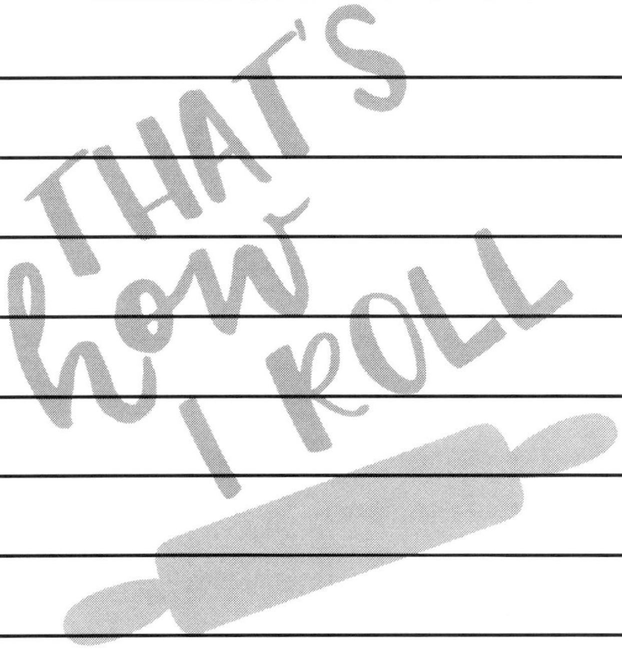

____

____

____

____

____

____

____

____

____

Notes:

Recipe 19: ______________________________

____

Prep Time: ____ Cook Time: ____ Serves: ____

Ingredients:

Instructions:

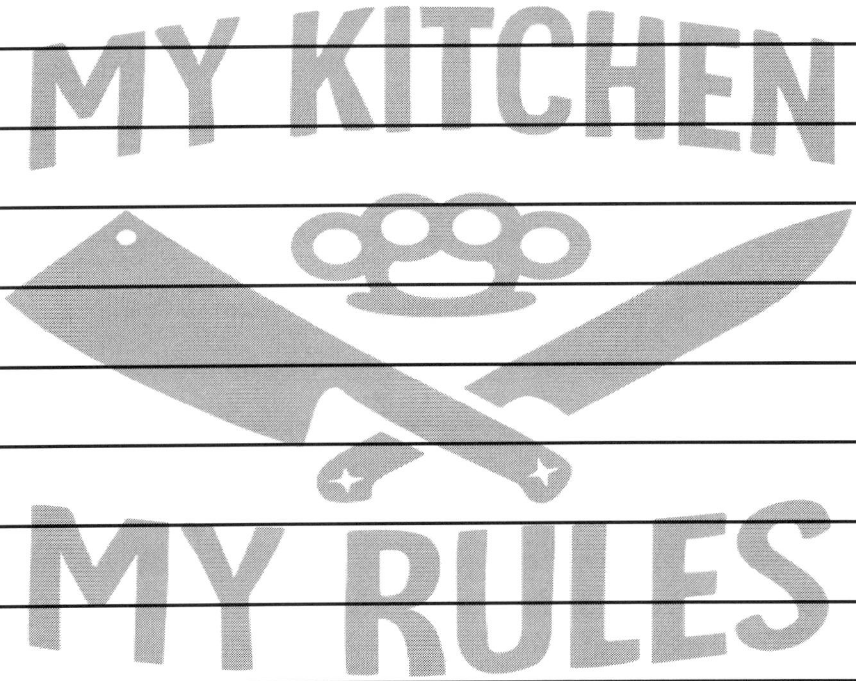

Notes:

Recipe 20: ______________________________

____

Prep Time: ____ Cook Time: ____ Serves: ___

Ingredients:

Instructions:

Notes:

Recipe 21:

Prep Time: ____ Cook Time: ____ Serves: ___

Ingredients:

Instructions:

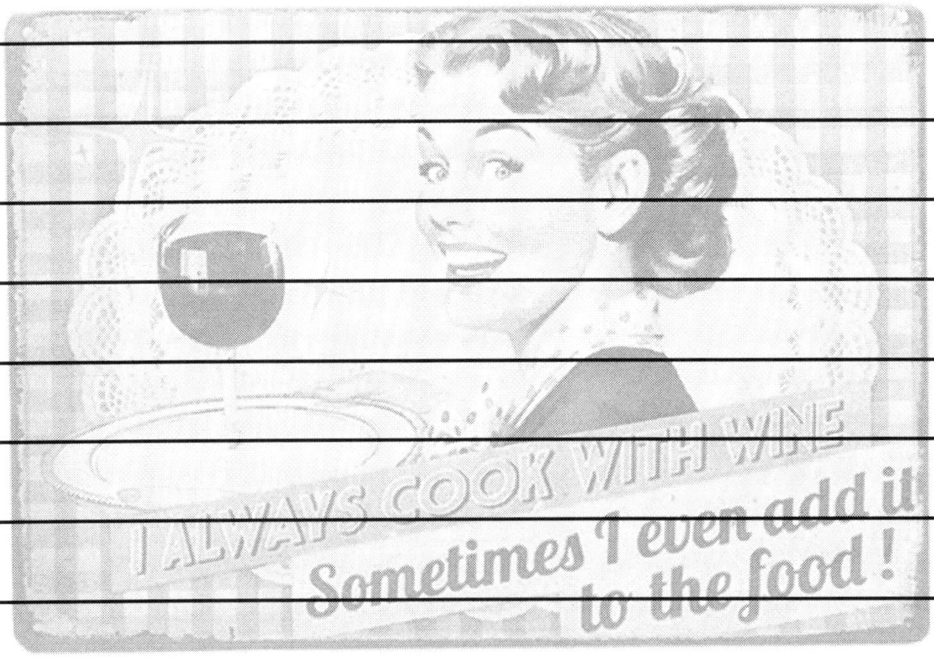

Notes:

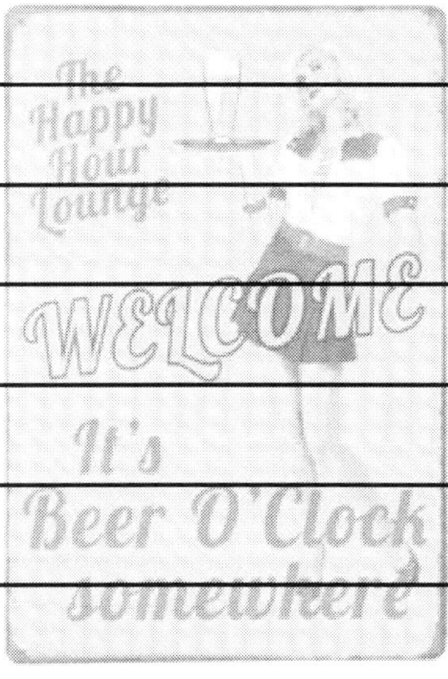

Recipe 22: ______________________________

Prep Time: _____ Cook Time: ____ Serves: ___

Ingredients:

Instructions:

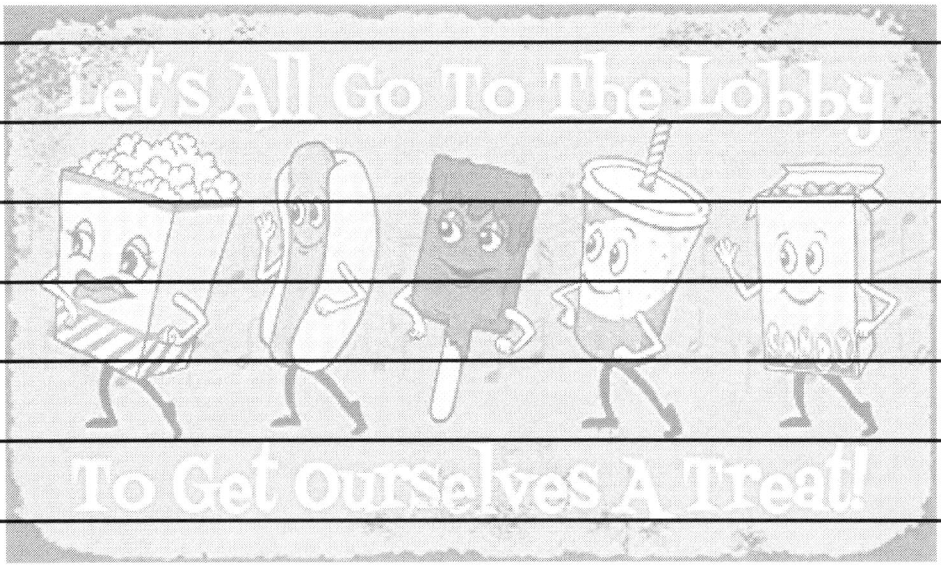

Notes:

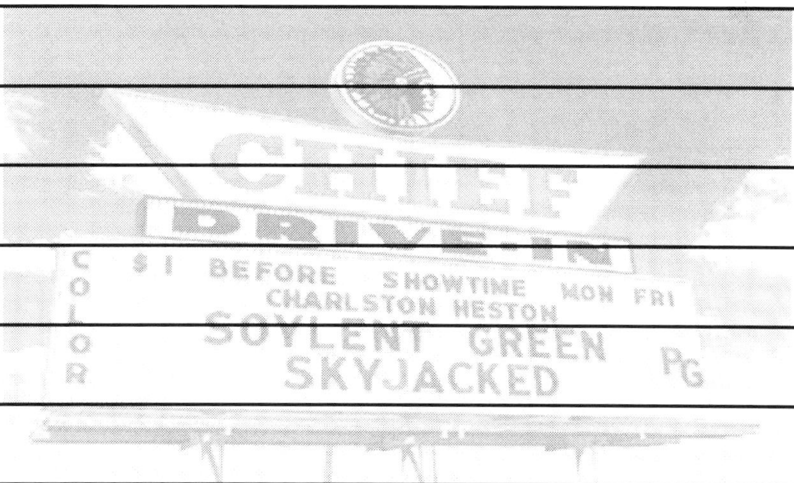
CHIEF
DRIVE-IN
COLOR
$1 BEFORE SHOWTIME MON FRI
CHARLSTON HESTON
SOYLENT GREEN
SKYJACKED
PG

Recipe 23: ______________________________

____

Prep Time: ____ Cook Time: ____ Serves: ___

Ingredients:

______________ ______________

______________ ______________

______________ ______________

______________ ______________

______________ ______________

Instructions: ______________________________

____

____

____

____

____

____

____

____

____

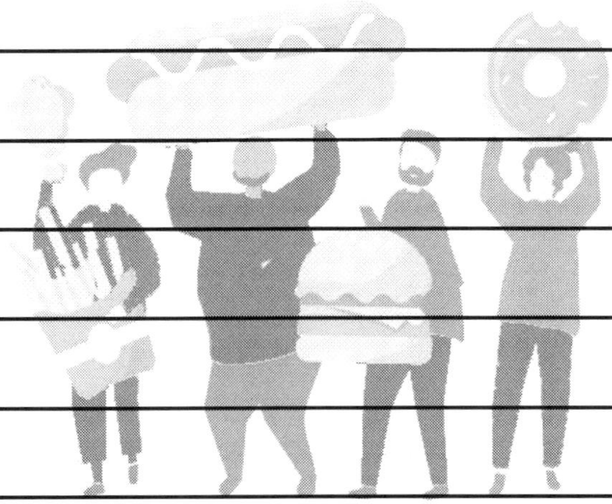

Notes:

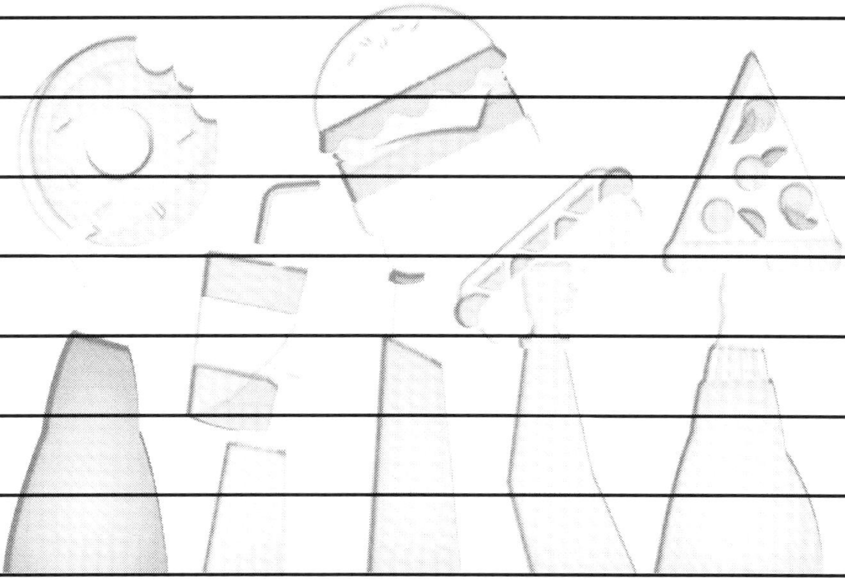

Recipe 24:

Prep Time: _____ Cook Time: _____ Serves: ___

Ingredients:

Instructions:

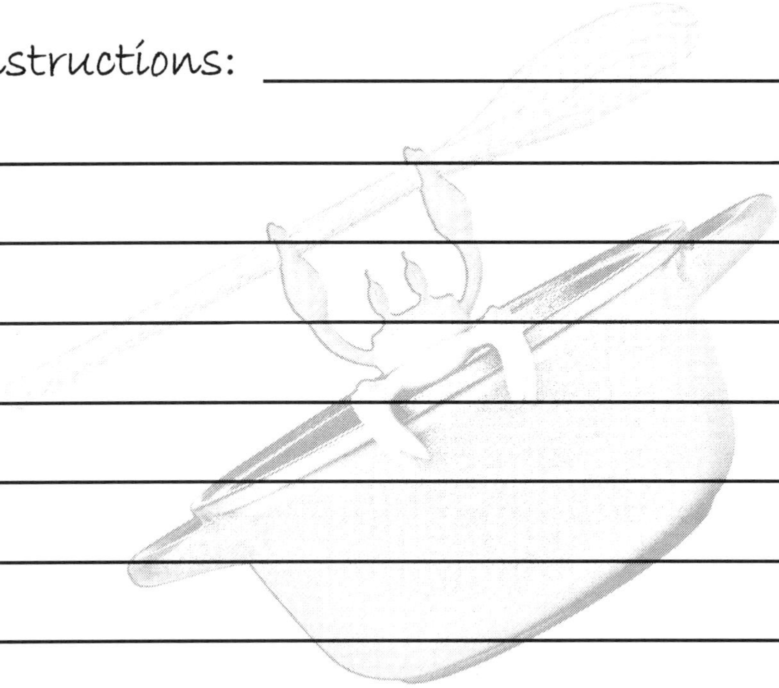

Notes:

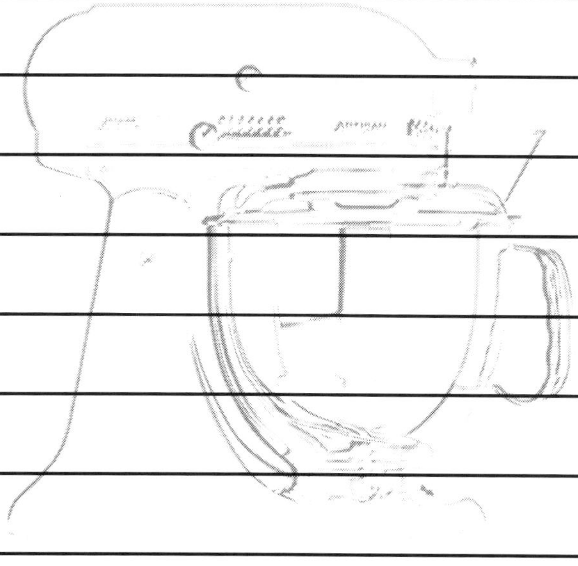

Recipe 25: ______________________________

____

Prep Time: ____ Cook Time: ____ Serves: ____

Ingredients:

Instructions:

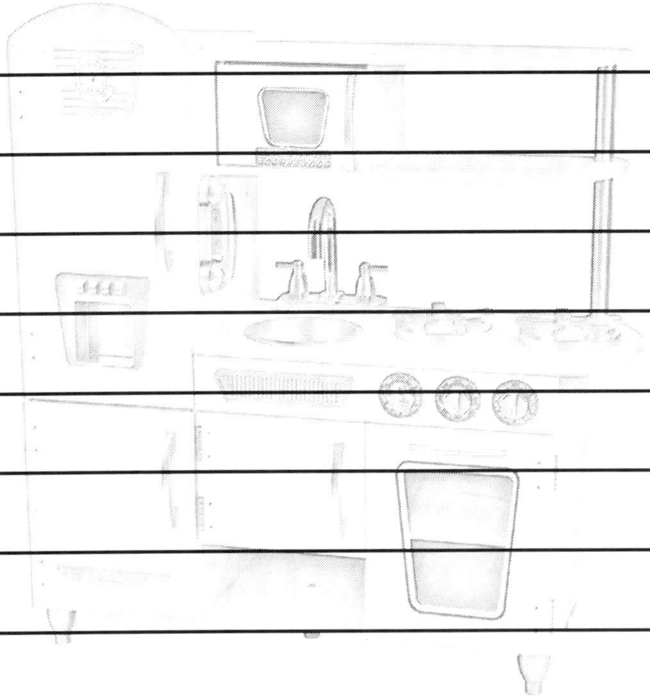

Notes:

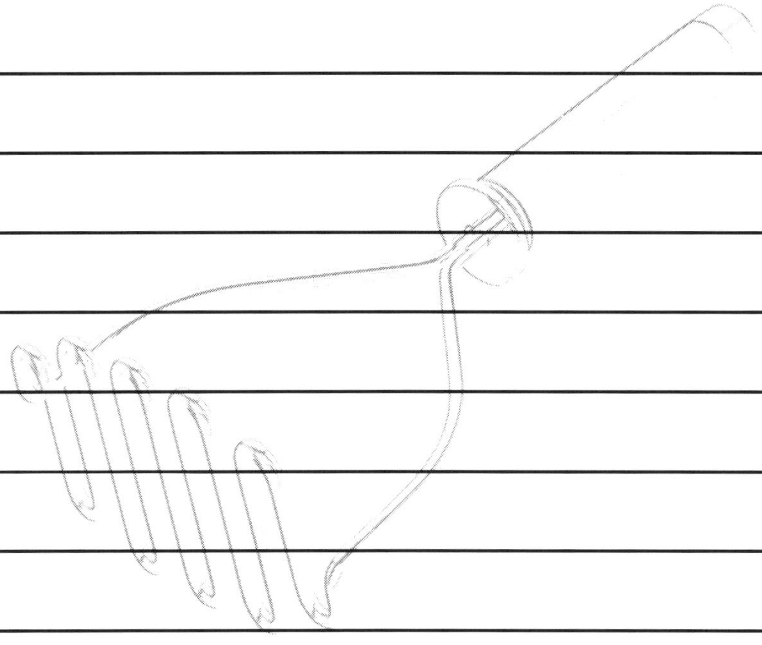

Recipe 26: ______________________________

____

Prep Time: _____ Cook Time: ____ Serves: ___

Ingredients:

______________ ______________

______________ ______________

______________ ______________

______________ ______________

______________ ______________

Instructions: ______________________________

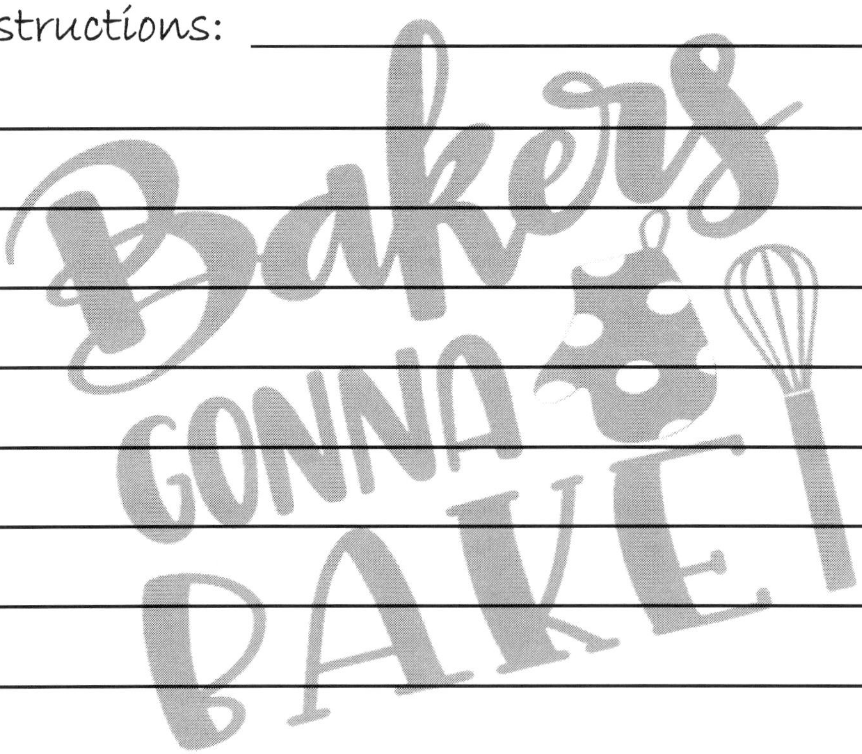

____

____

____

____

____

____

____

____

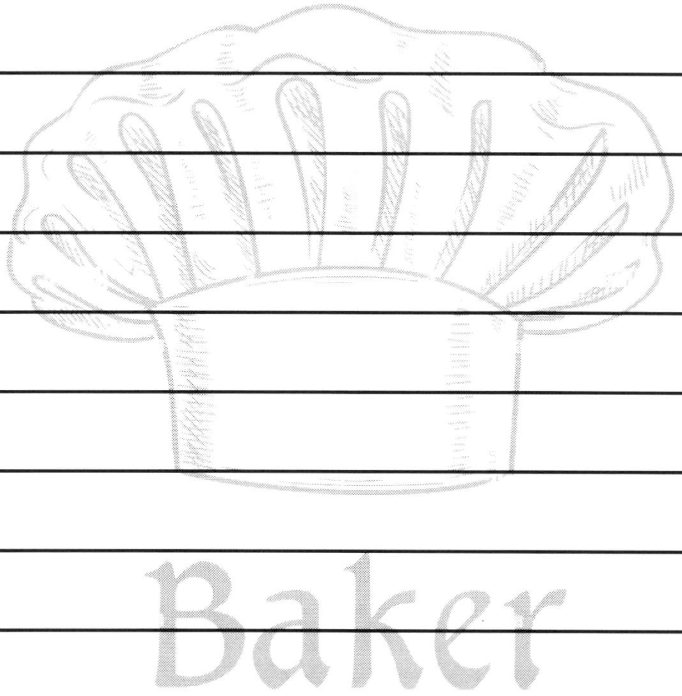

Notes:

Recipe 27: ______________________________

____

Prep Time: _____ Cook Time: ____ Serves: ___

Ingredients:

______________________ ______________________

______________________ ______________________

______________________ ______________________

______________________ ______________________

______________________ ______________________

Instructions: ______________________________

____

____

____

____

____

____

____

____

____

Notes:

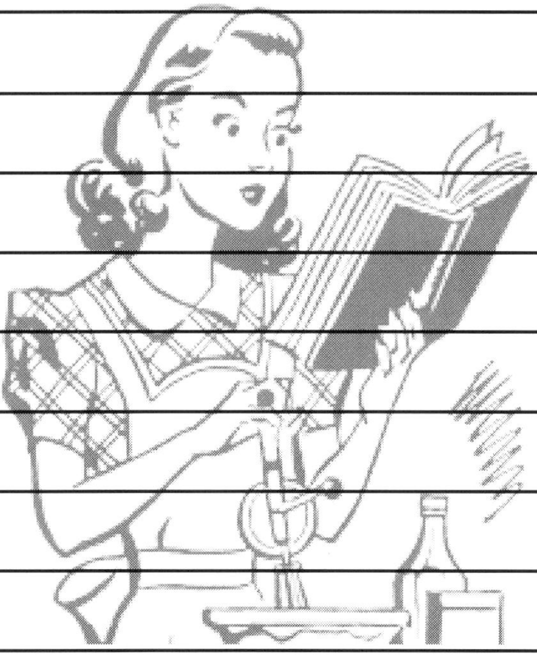

Recipe 28: ______________________________

____

Prep Time: _____ Cook Time: ____ Serves: ___

Ingredients:

Instructions: ______________________________

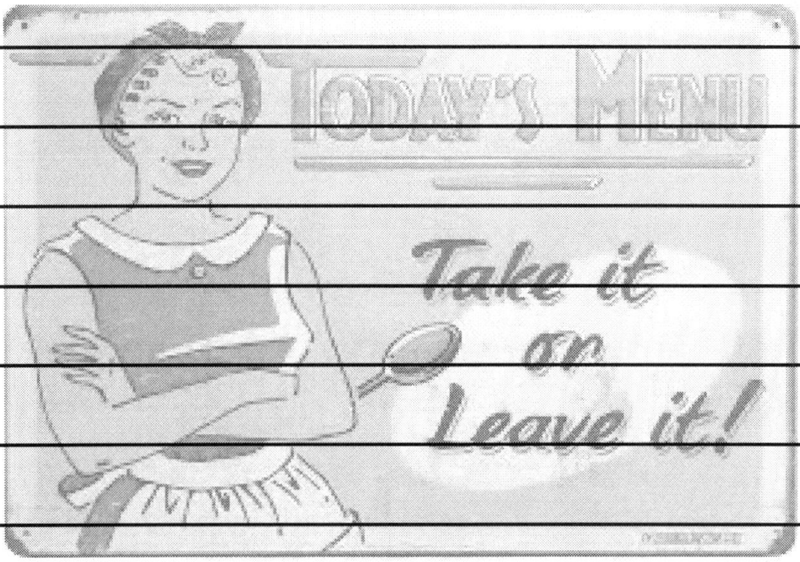

Notes:

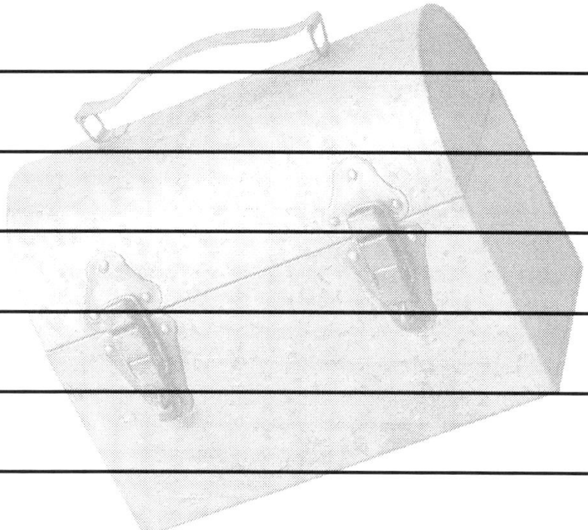

Recipe 29:

Prep Time: _____ Cook Time: ____ Serves: ___

Ingredients:

Instructions:

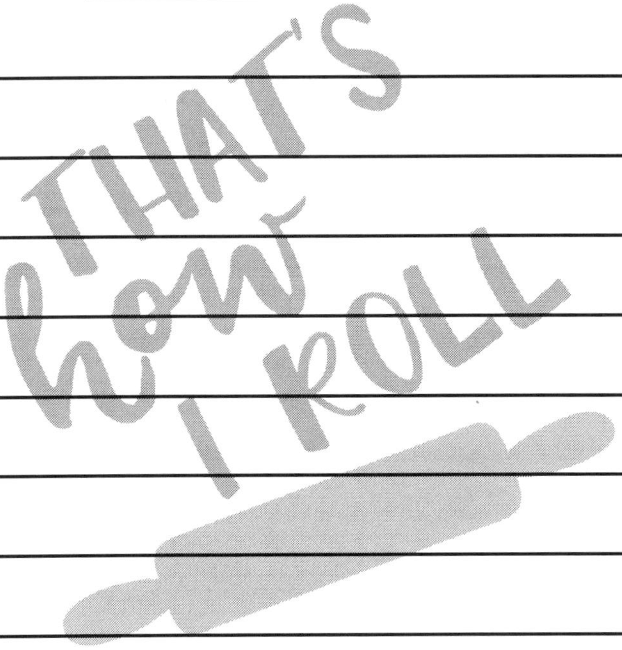

Notes:

Recipe 30: ____________________

____

Prep Time: _____ Cook Time: ____ Serves: ___

Ingredients:

____________________ ____________________

____________________ ____________________

____________________ ____________________

____________________ ____________________

____________________ ____________________

Instructions: ____________________

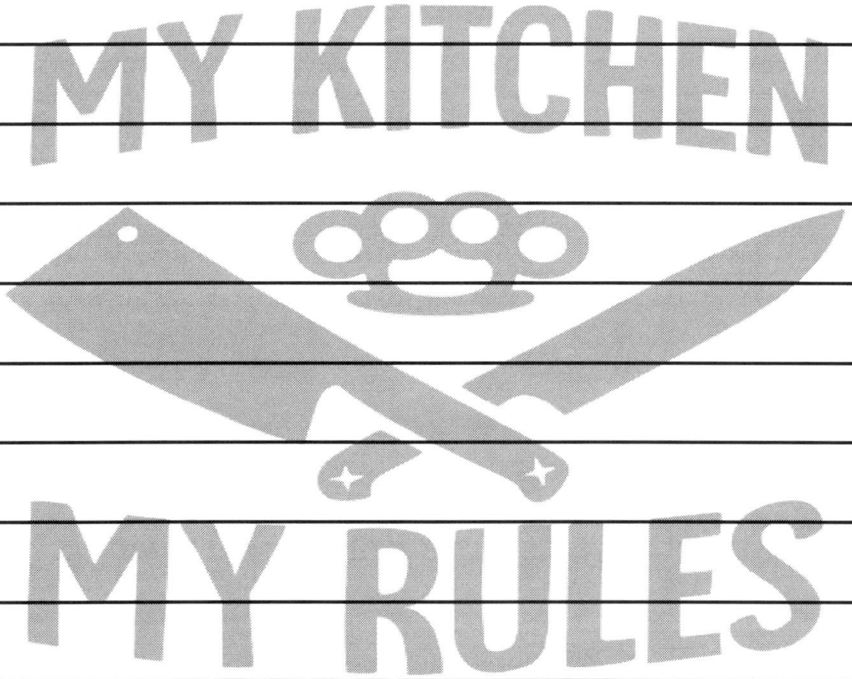

____

____

____

____

____

____

____

____

____

Notes:

Recipe 31: ______________________________

____

Prep Time: _____ Cook Time: ____ Serves: ___

Ingredients:

Instructions: ______________________________

Notes:

Recipe 32: ______________________________

____

Prep Time: _____ Cook Time: ____ Serves: ___

Ingredients:

Instructions: ______________________________

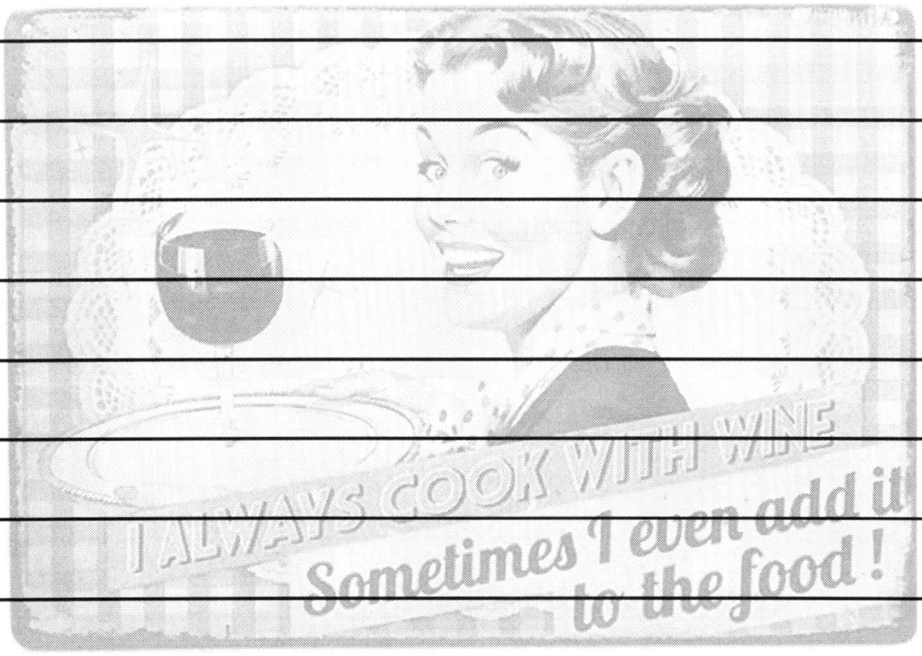

Notes:

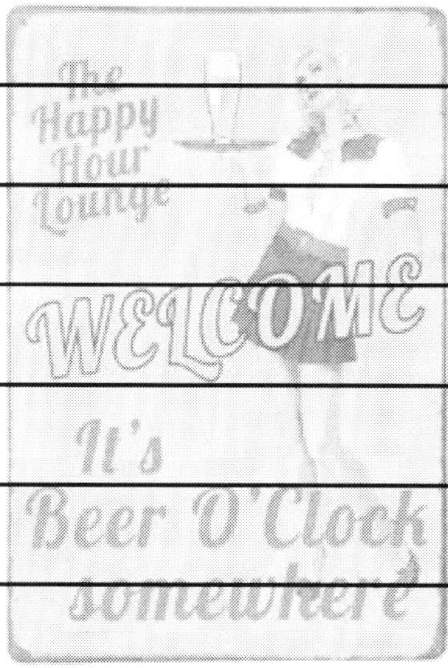

Recipe 33: ______________________________

____

Prep Time: _____ Cook Time: ____ Serves: ___

Ingredients:

______________________ ______________________

______________________ ______________________

______________________ ______________________

______________________ ______________________

______________________ ______________________

Instructions: ______________________

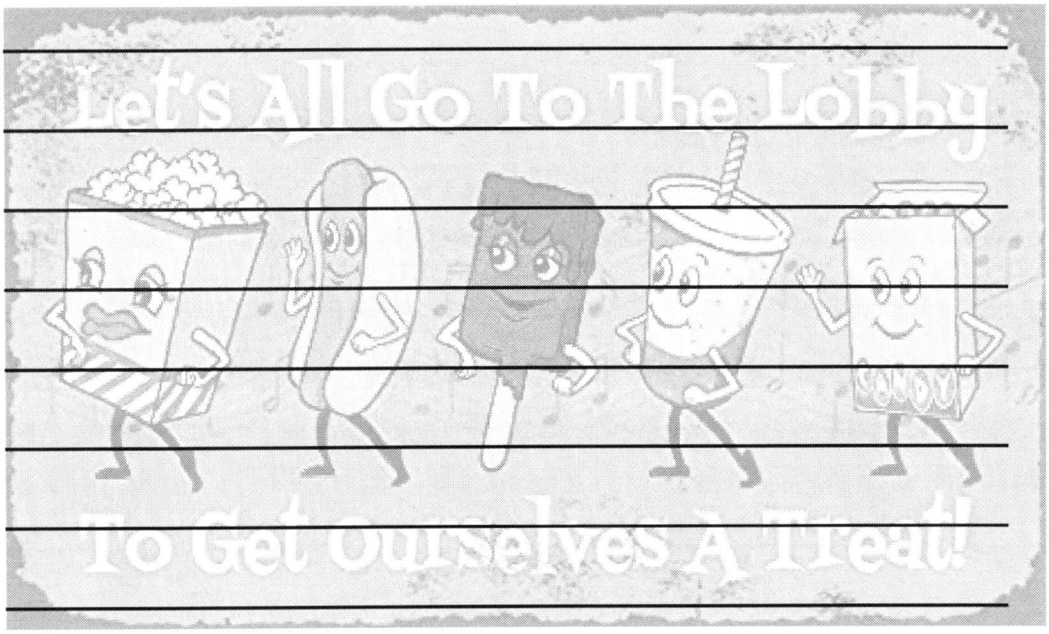

____

Notes:

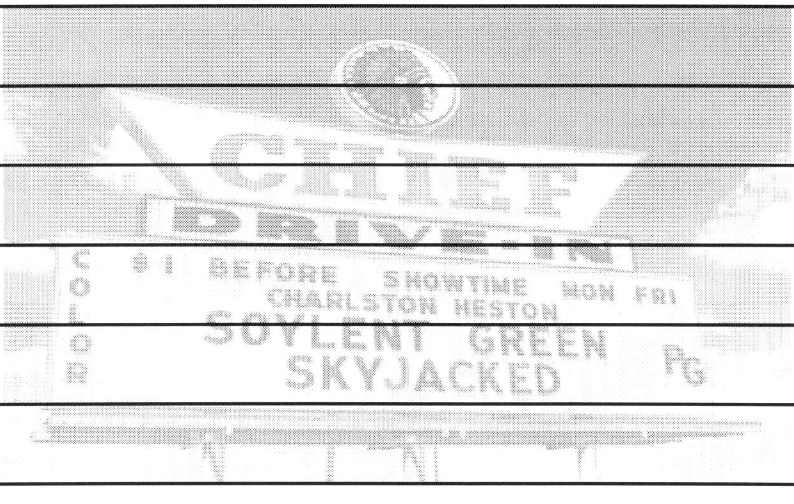
CHIEF
DRIVE-IN
COLOR
$1 BEFORE SHOWTIME MON FRI
CHARLSTON HESTON
SOYLENT GREEN
SKYJACKED
PG

Recipe 34: ______________________________

____

Prep Time: _____ Cook Time: ____ Serves: ___

Ingredients:

______________ ______________

______________ ______________

______________ ______________

______________ ______________

______________ ______________

Instructions: ______________________

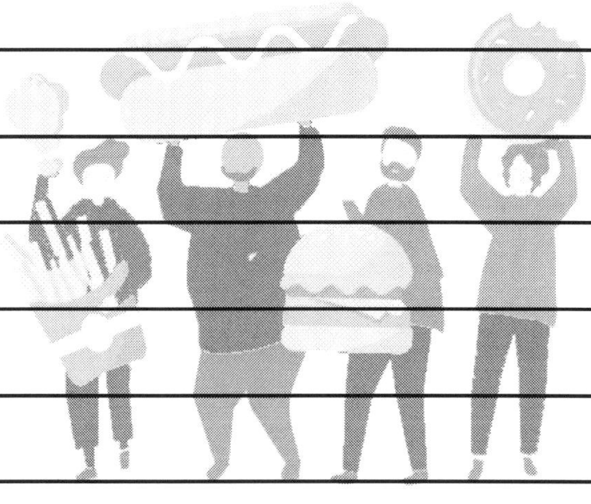

Notes:

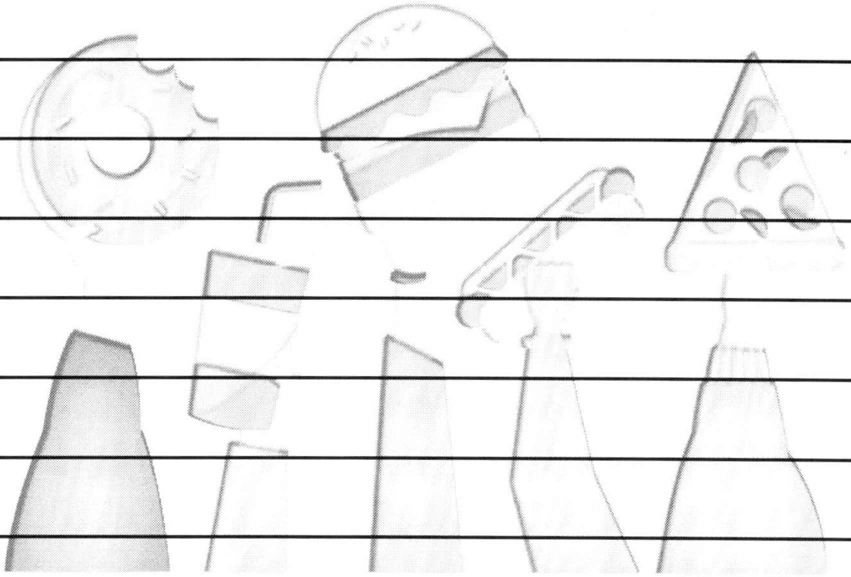

Recipe 35:

Prep Time: ____ Cook Time: ____ Serves: ___

Ingredients:

Instructions:

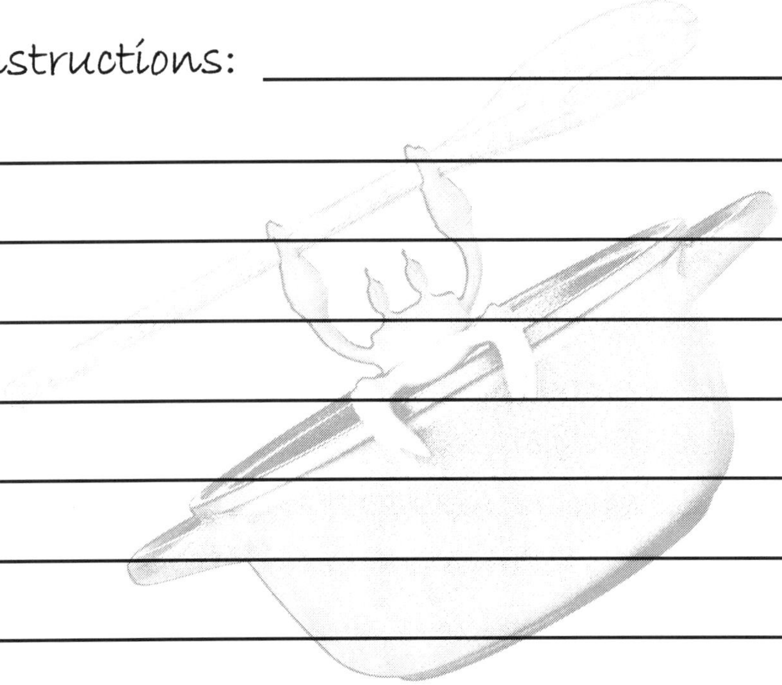

Notes:

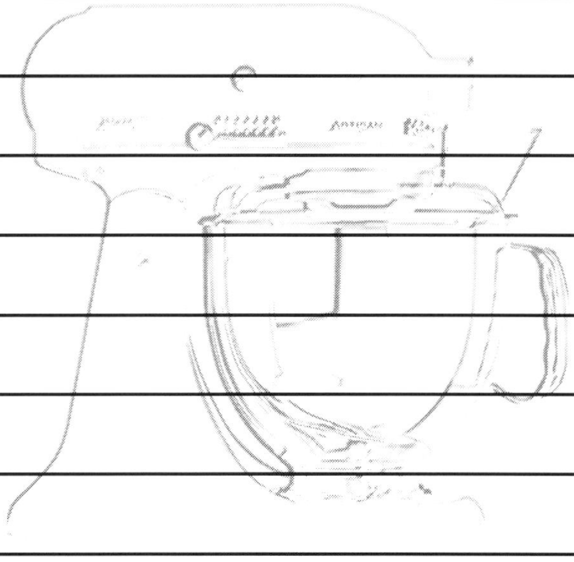

Recipe 36: ______________________________

____

Prep Time: _____ Cook Time: ____ Serves: ___

Ingredients:

Instructions: ______________________________

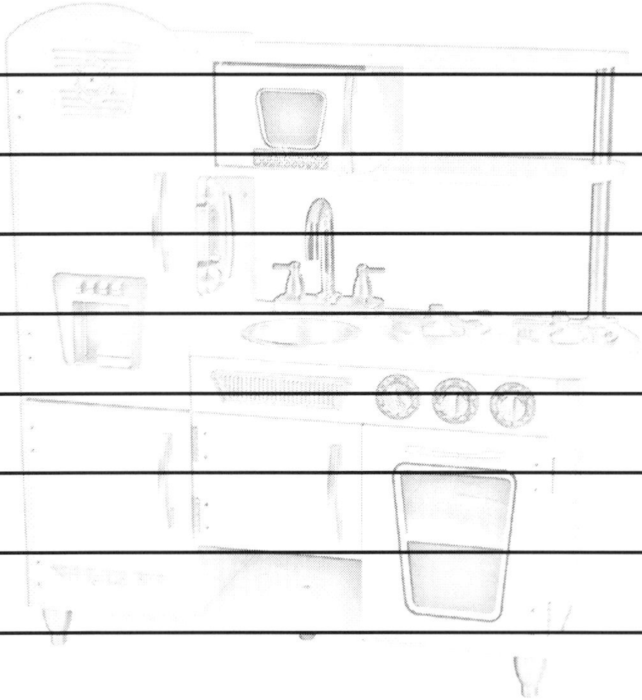

Notes:

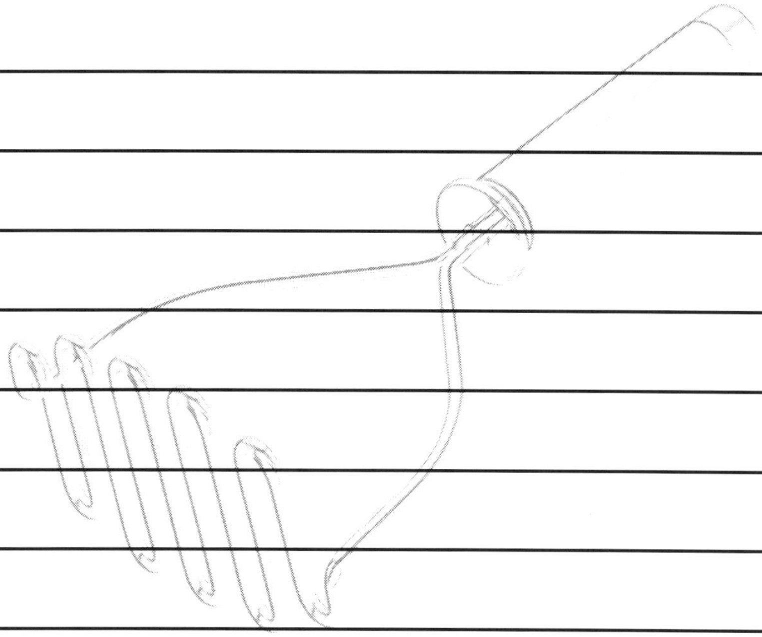

Recipe 37: ____________________

____

Prep Time: _____ Cook Time: ____ Serves: ___

Ingredients:

____________________ ____________________

____________________ ____________________

____________________ ____________________

____________________ ____________________

____________________ ____________________

Instructions: ____________________

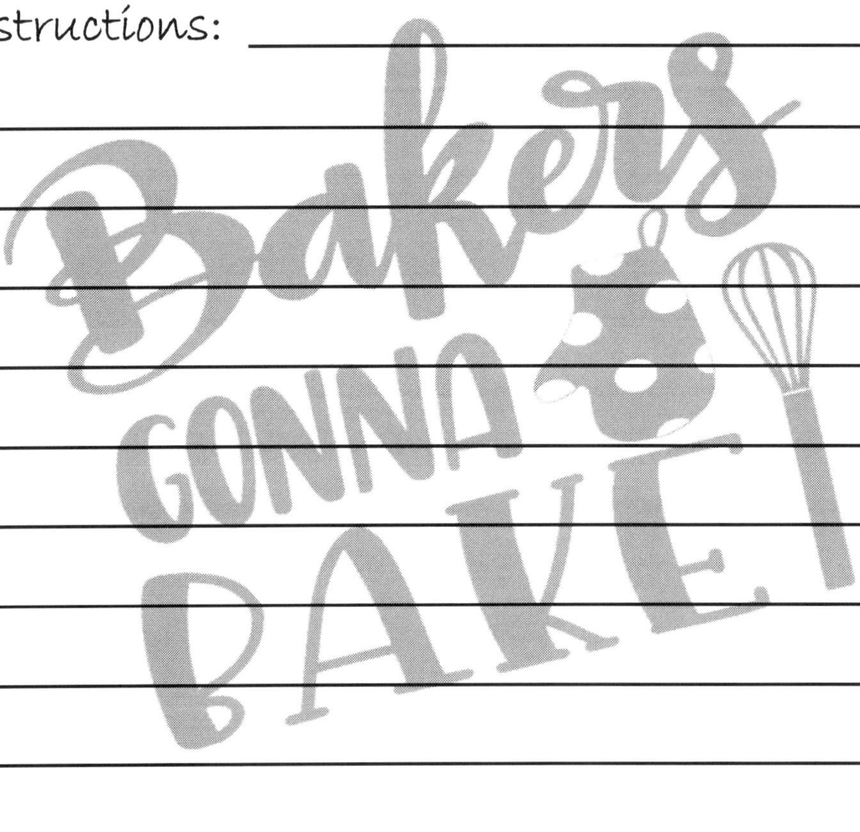

Notes:

Recipe 38: ______________________

____

Prep Time: _____ Cook Time: ____ Serves: ___

Ingredients:

Instructions: ______________________

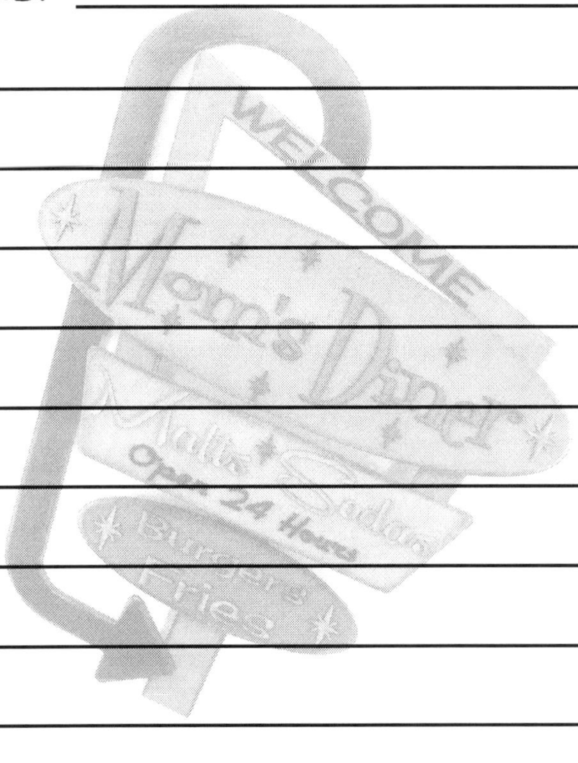

Notes:

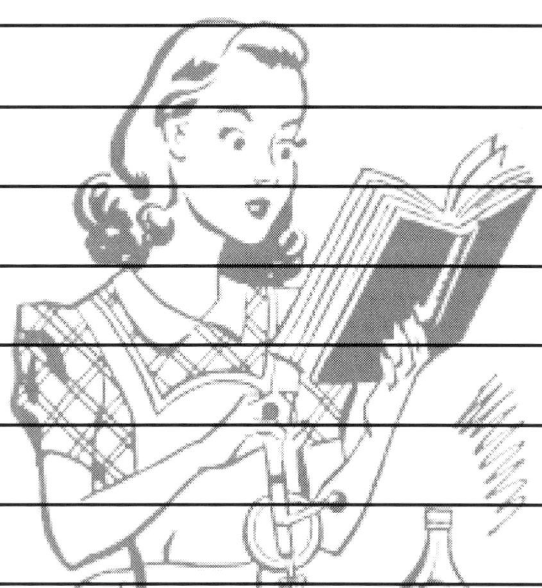

Recipe 39: ______________________________

____

Prep Time: _____ Cook Time: ____ Serves: ___

Ingredients:

______________ ______________

______________ ______________

______________ ______________

______________ ______________

______________ ______________

Instructions: ______________________

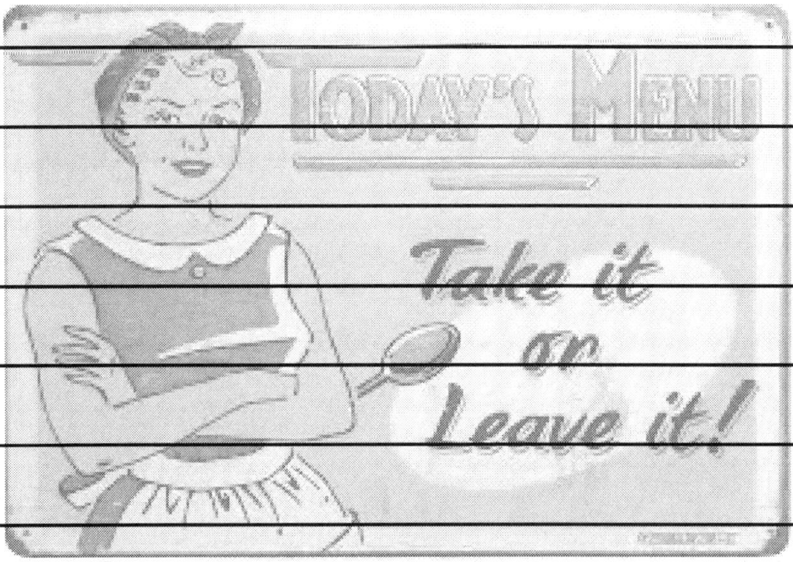

Notes:

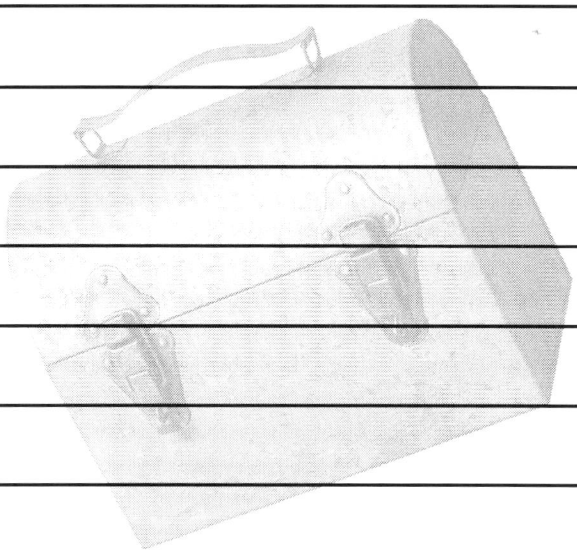

Recipe 40: ______________________________

____

Prep Time: _____ Cook Time: ____ Serves: ___

Ingredients:

______________ ______________

______________ ______________

______________ ______________

______________ ______________

______________ ______________

Instructions: ______________________________

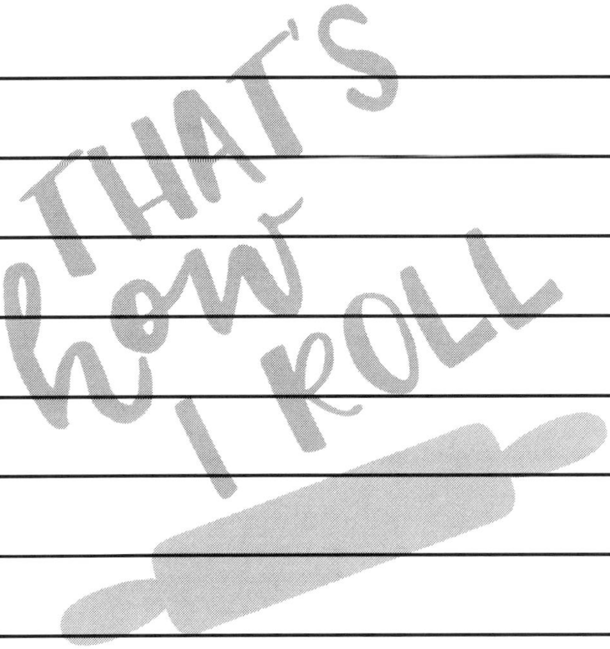

____

____

____

____

____

____

____

____

____

Notes:

Recipe 41: ______________________________

____

Prep Time: _____ Cook Time: ____ Serves: ___

Ingredients:

______________________ ______________________

______________________ ______________________

______________________ ______________________

______________________ ______________________

______________________ ______________________

Instructions: ______________________

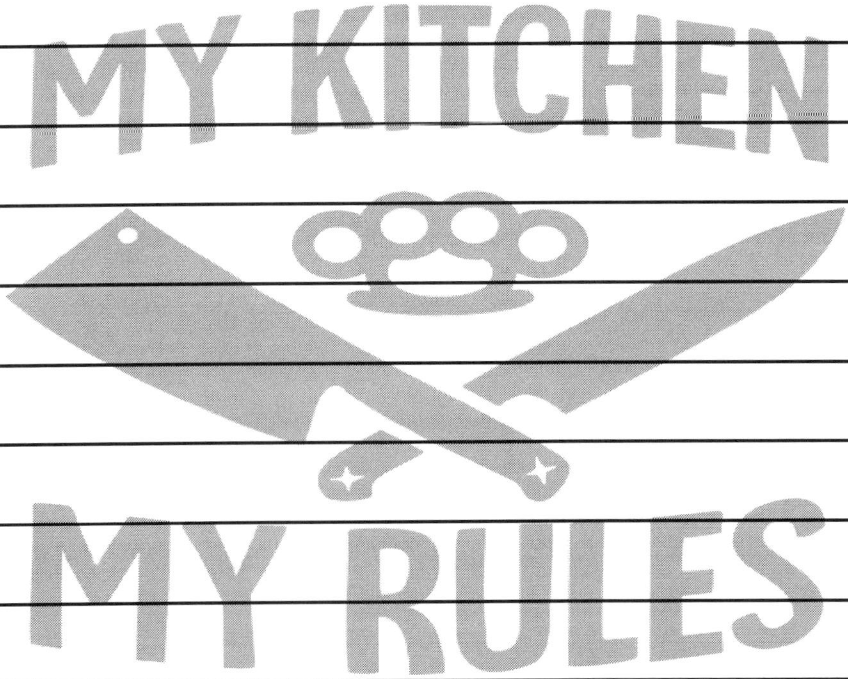

Notes:

Recipe 42: ______________________________

____

Prep Time: _____ Cook Time: ____ Serves: ___

Ingredients:

______________________ ______________________

______________________ ______________________

______________________ ______________________

______________________ ______________________

______________________ ______________________

Instructions: ______________________

____

____

____

____

____

____

____

____

____

WORLD'S GREATEST CHEF

Notes:

Recipe 43: ______________________________

____

Prep Time: _____ Cook Time: ____ Serves: ___

Ingredients:

______________ ______________

______________ ______________

______________ ______________

______________ ______________

______________ ______________

Instructions: ______________________

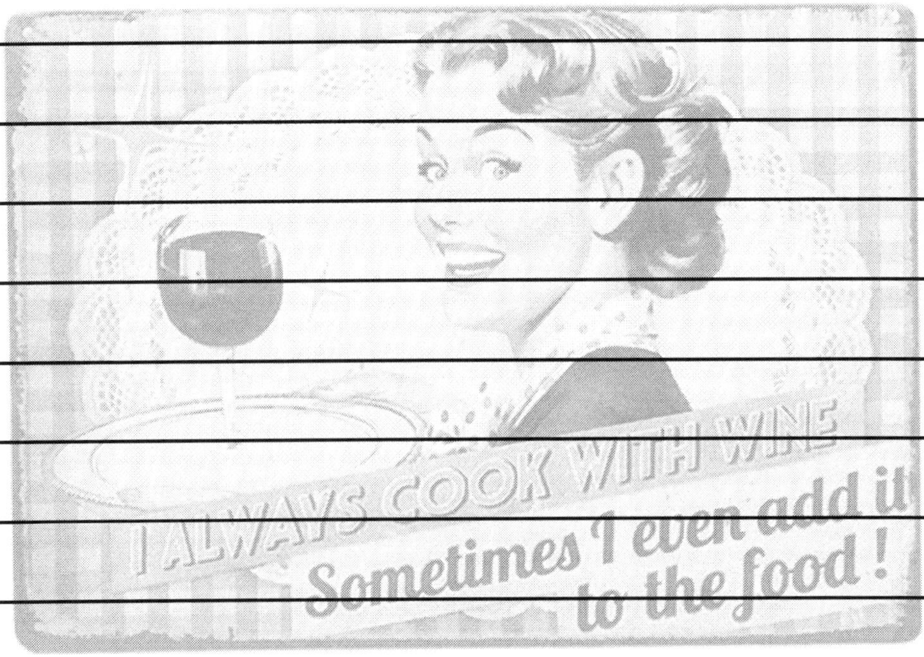

____

____

____

____

____

____

____

____

____

Notes:

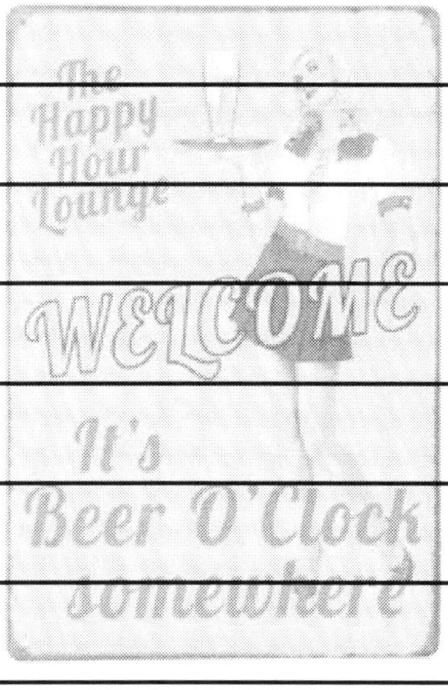

Recipe 44: ______________________________

____

Prep Time: _____ Cook Time: ____ Serves: ___

Ingredients:

______________ ______________

______________ ______________

______________ ______________

______________ ______________

______________ ______________

Instructions: ______________

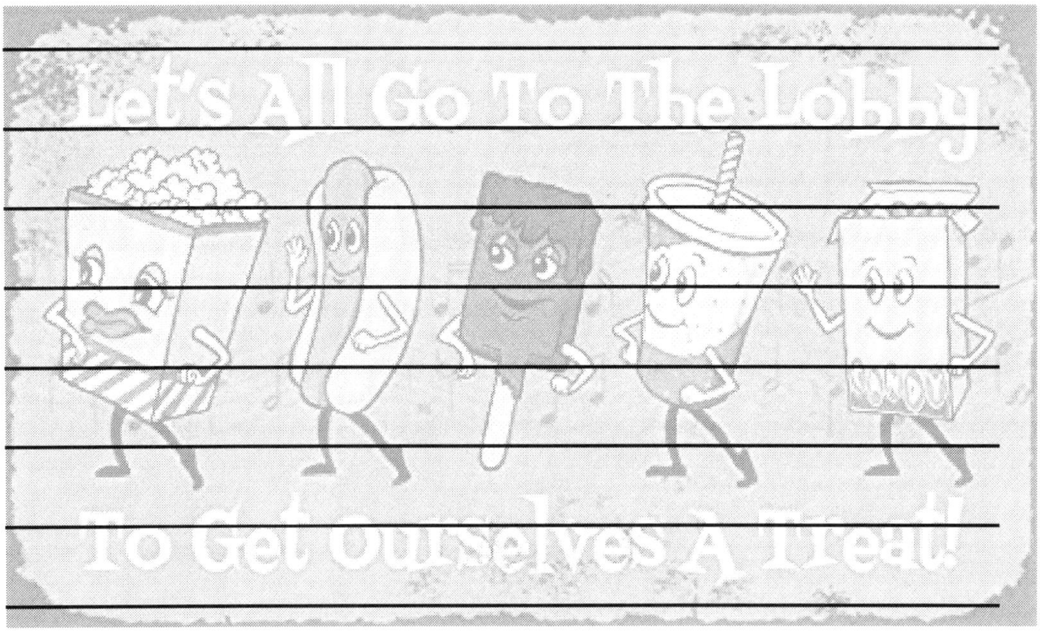

____

Notes:

CHIEF
DRIVE-IN
$1 BEFORE SHOWTIME MON FRI
CHARLSTON HESTON
SOYLENT GREEN
SKYJACKED
PG
COLOR

Recipe 45: ____________________

Prep Time: _____ Cook Time: ____ Serves: ___

Ingredients:

Instructions:

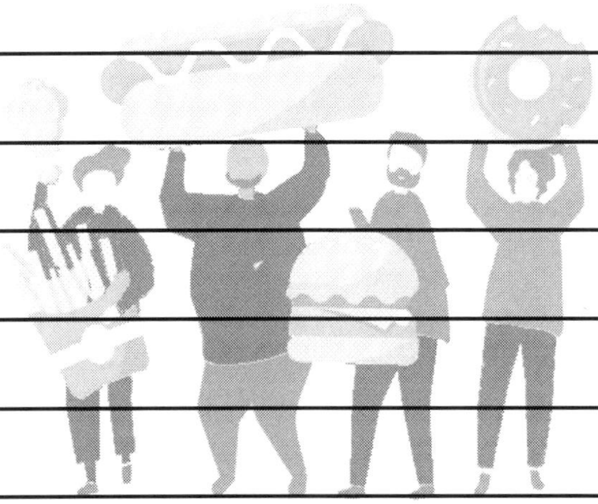

Notes:

Recipe 46: ______________________________

____

Prep Time: _____ Cook Time: ____ Serves: ___

Ingredients:

______________ ______________

______________ ______________

______________ ______________

______________ ______________

______________ ______________

Instructions: ______________________

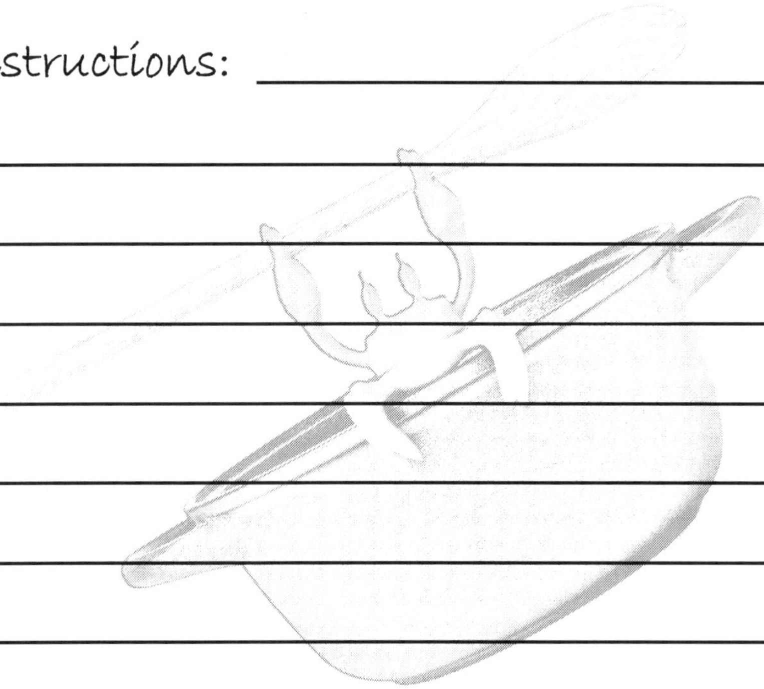

____

____

____

____

____

____

____

____

____

Notes:

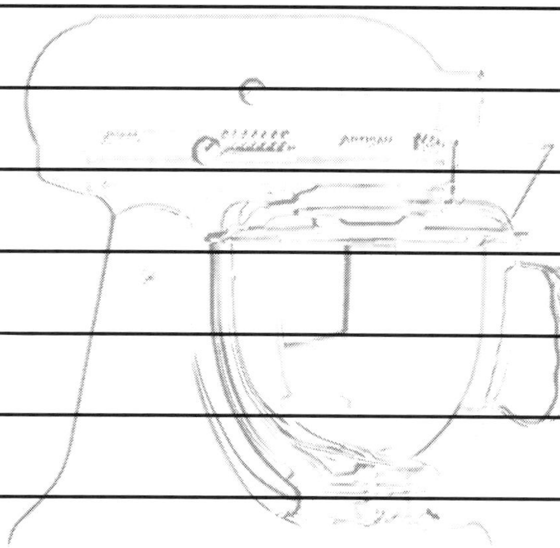

Recipe 47:

Prep Time: ____ Cook Time: ____ Serves: ____

Ingredients:

Instructions:

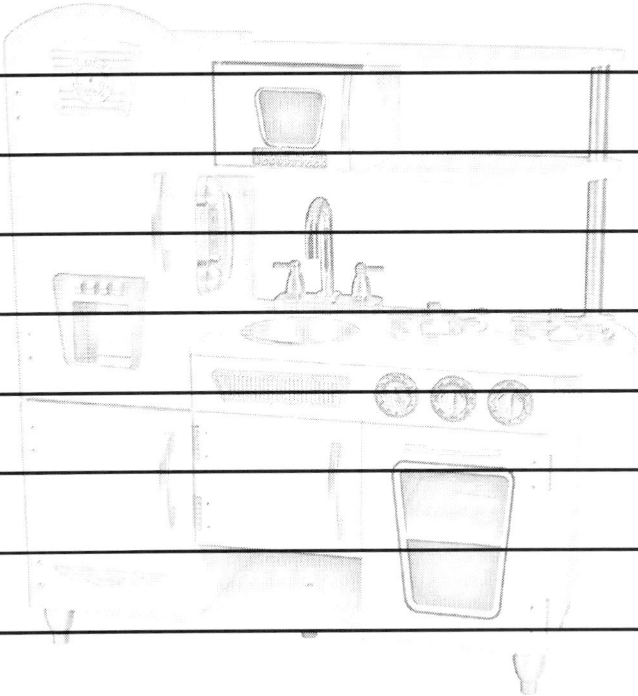

Notes:

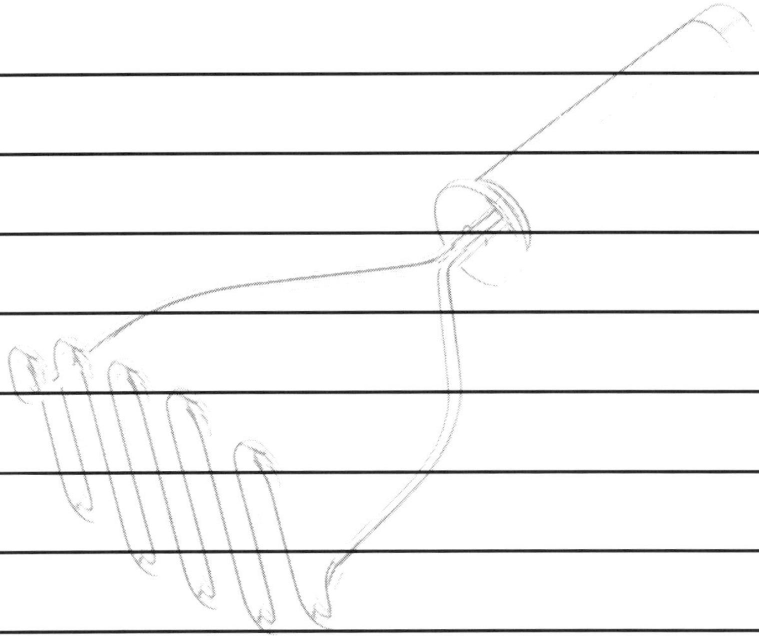

Recipe 48: ______________________________________

____

Prep Time: _____ Cook Time: ____ Serves: ___

Ingredients:

_______________________ _______________________

_______________________ _______________________

_______________________ _______________________

_______________________ _______________________

_______________________ _______________________

Instructions: ________________________________

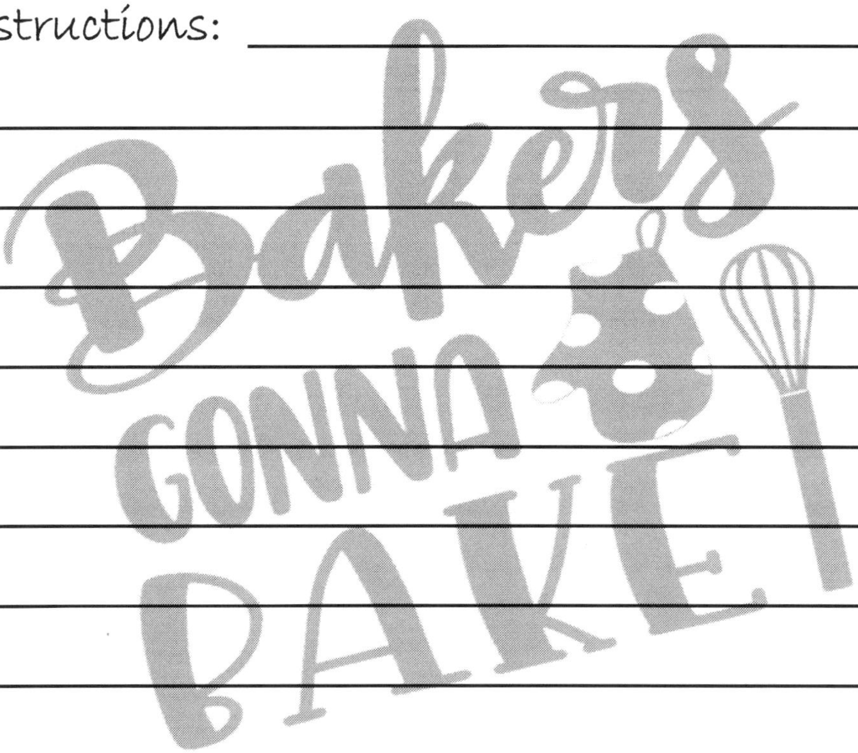

____

____

____

____

____

____

____

____

Baker

Notes:

Recipe 49: ____________________

____

Prep Time: ____ Cook Time: ____ Serves: ____

Ingredients:

____________________ ____________________

____________________ ____________________

____________________ ____________________

____________________ ____________________

____________________ ____________________

Instructions: ____________________

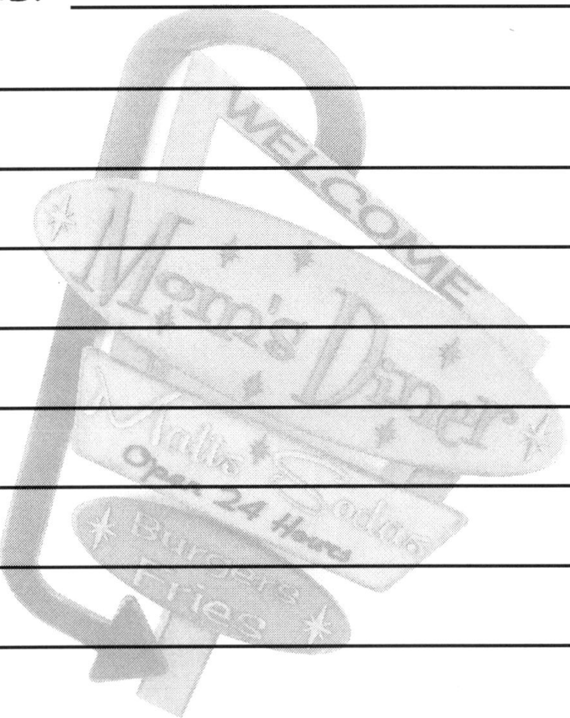

____

____

____

____

____

____

____

____

____

Notes:

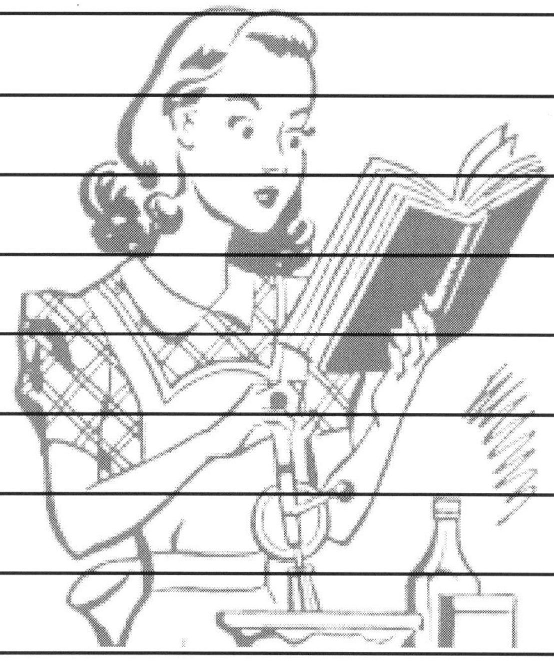

Recipe 50: ______________________________

____

Prep Time: _____ Cook Time: ____ Serves: ___

Ingredients:

______________ ______________

______________ ______________

______________ ______________

______________ ______________

______________ ______________

Instructions: ______________________

____

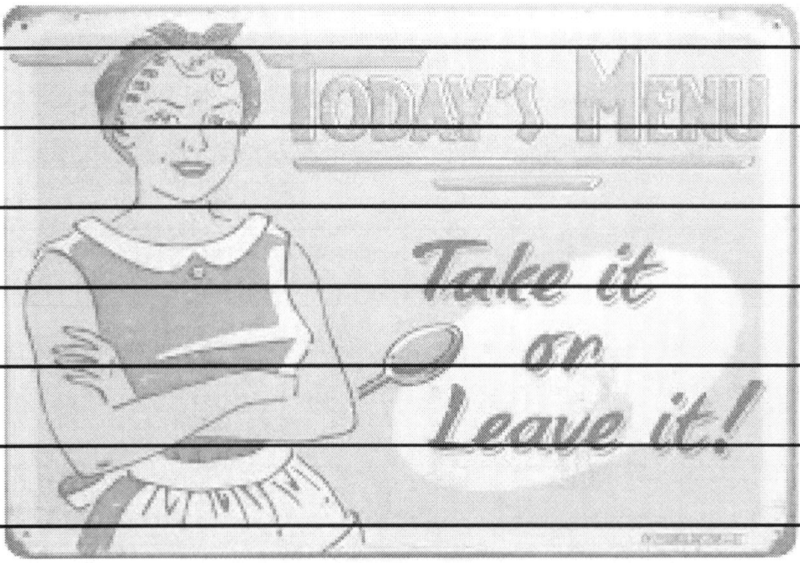

____

Notes:

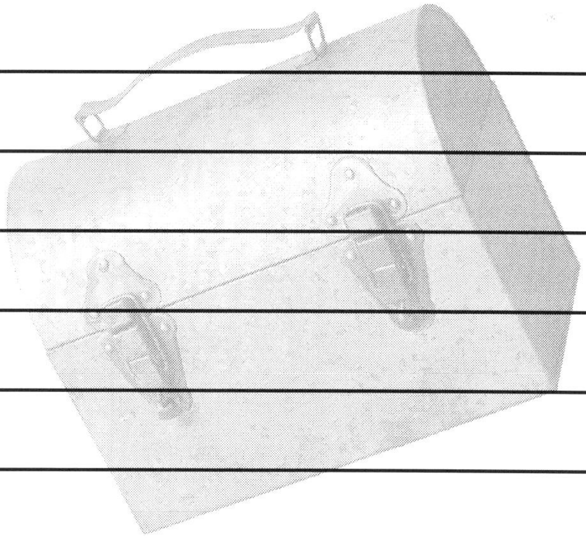

Recipe 51: ______________________________

____

Prep Time: _____ Cook Time: ____ Serves: ___

Ingredients:

Instructions:

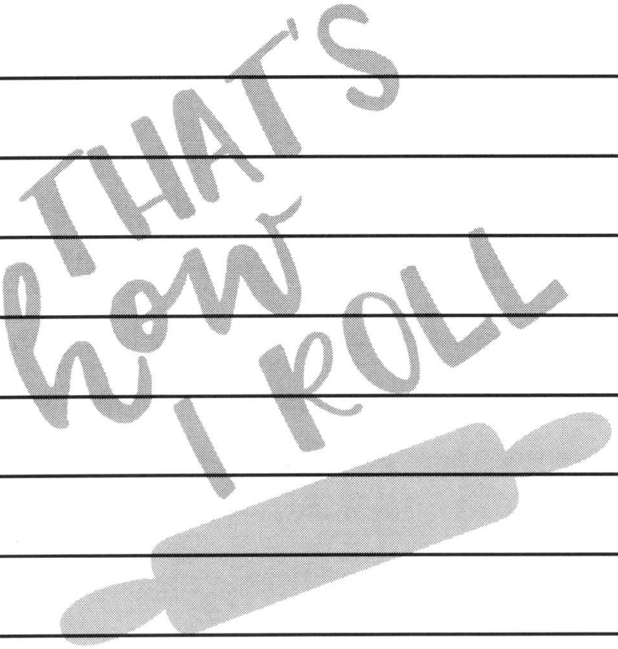

Notes:

Recipe 52: ______________________________

____

Prep Time: _____ Cook Time: ____ Serves: ___

Ingredients:

Instructions:

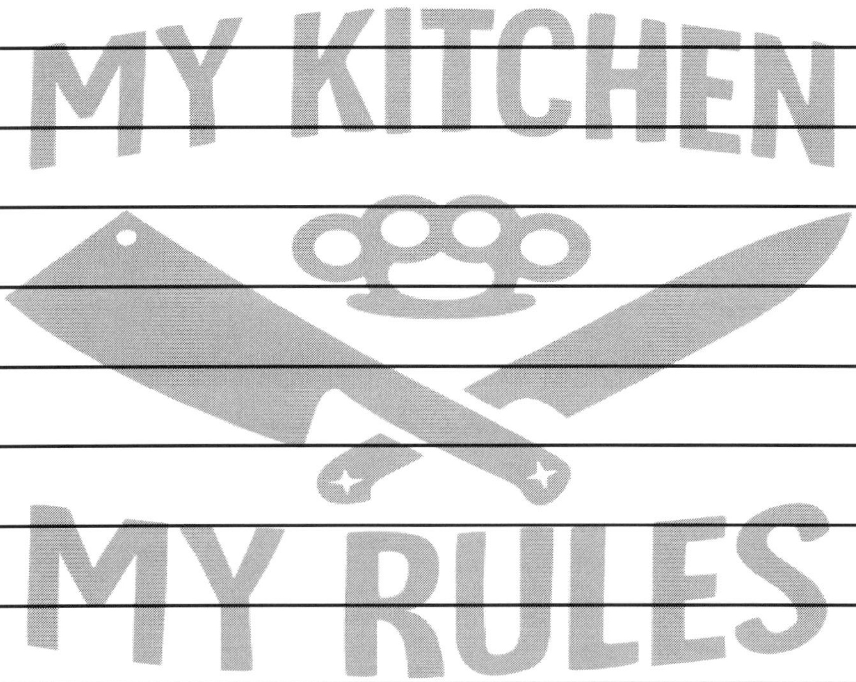

Notes:

Recipe 53: ______________________________

____

Prep Time: _____ Cook Time: ____ Serves: ___

Ingredients:

Instructions:

Notes:

Recipe 54: ______________________________

____

Prep Time: _____ Cook Time: ____ Serves: ___

Ingredients:

Instructions:

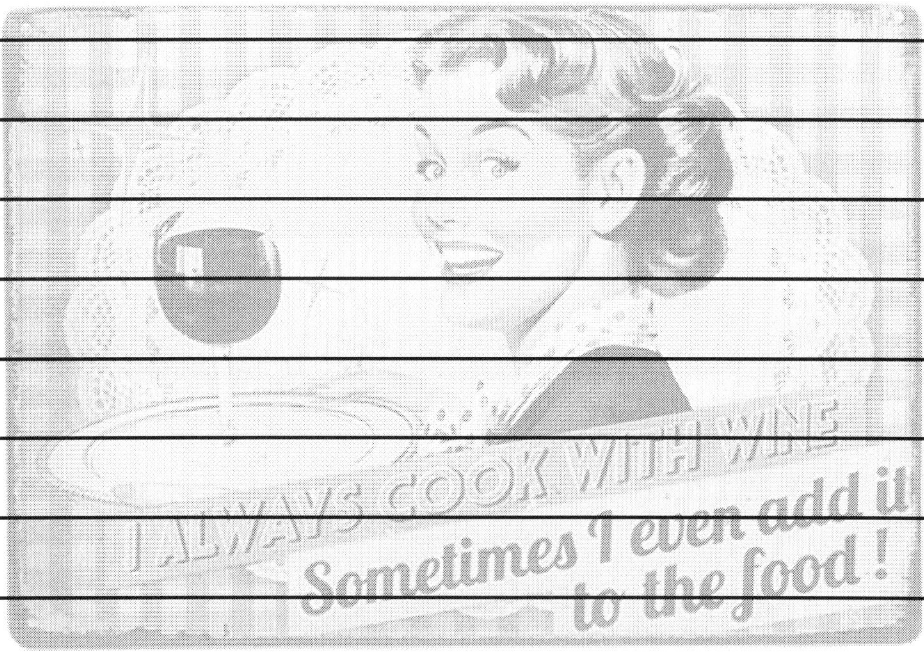

Notes:

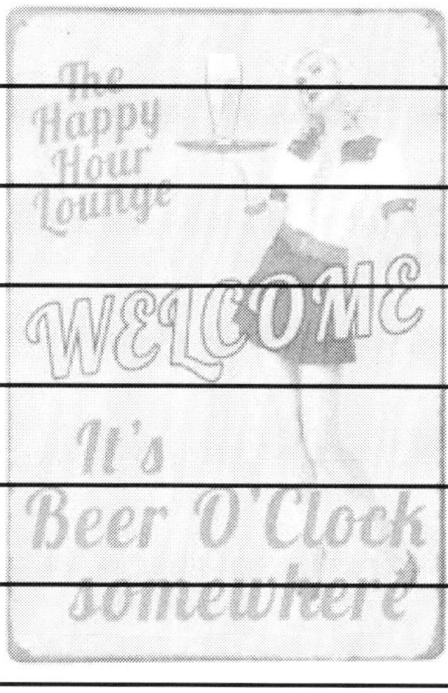

Recipe 55: ______________________________

____

Prep Time: _____ Cook Time: ____ Serves: ___

Ingredients:

Instructions: ______________________________

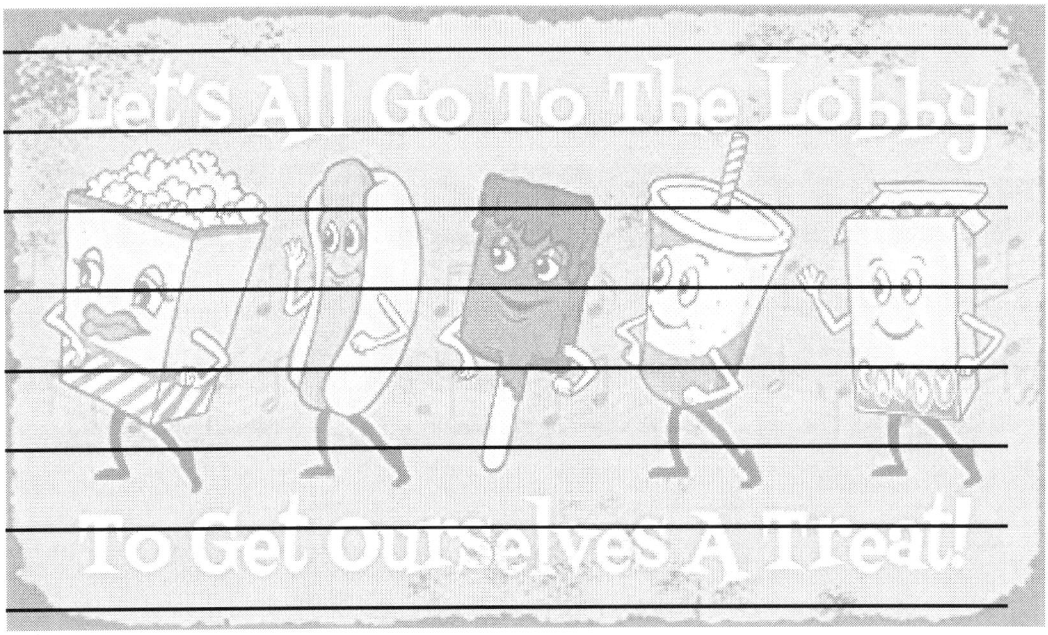

Notes:

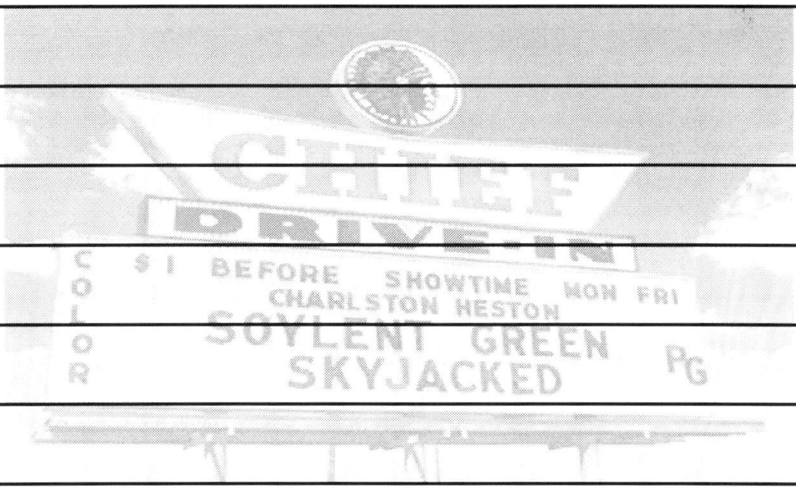
CHIEF
DRIVE-IN
$1 BEFORE SHOWTIME MON FRI
CHARLSTON HESTON
SOYLENT GREEN
SKYJACKED
COLOR
PG

Recipe 56: ____________________

____

Prep Time: _____ Cook Time: ____ Serves: ___

Ingredients:

____________________ ____________________

____________________ ____________________

____________________ ____________________

____________________ ____________________

____________________ ____________________

Instructions: ____________________

____

____

____

____

____

____

____

____

____

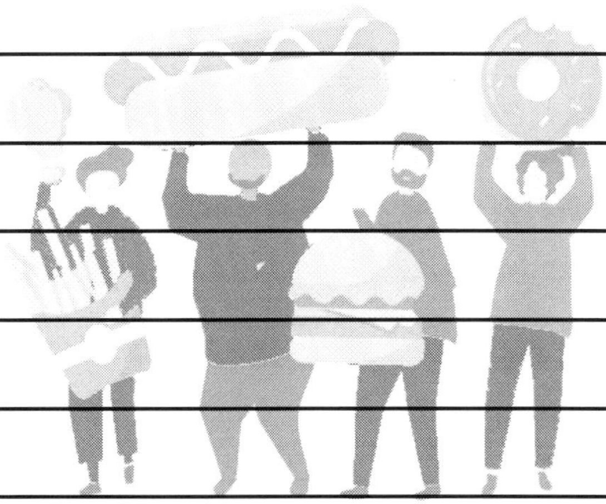

Notes:

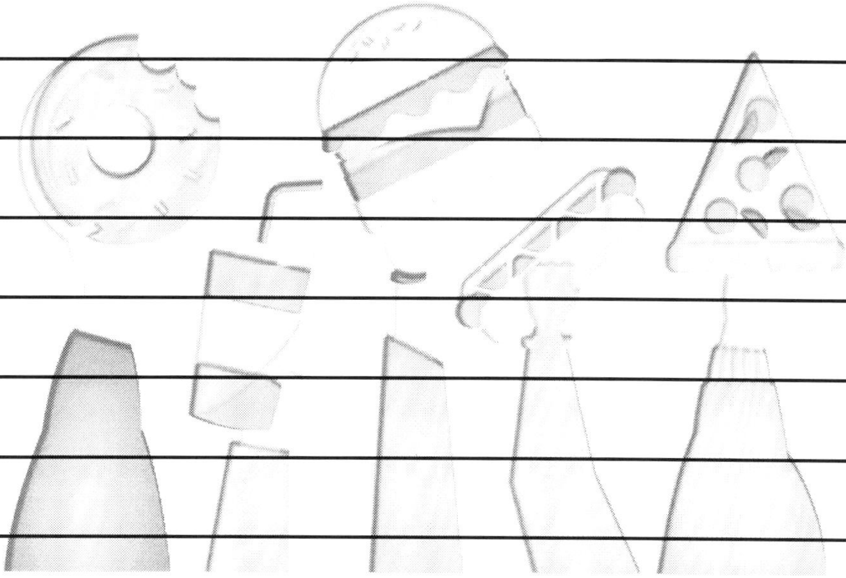

Recipe 57: ____________________

____

Prep Time: _____ Cook Time: _____ Serves: ___

Ingredients:

Instructions:

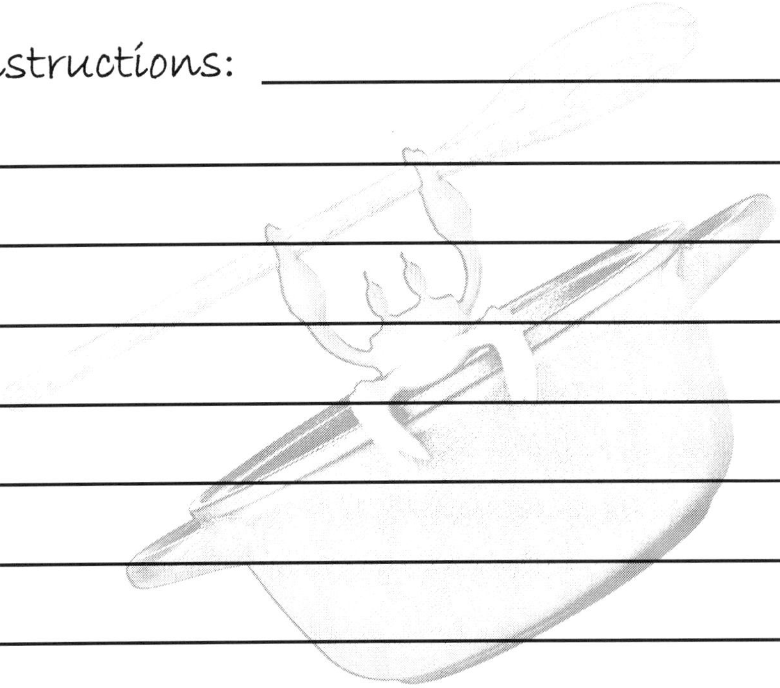

Notes:

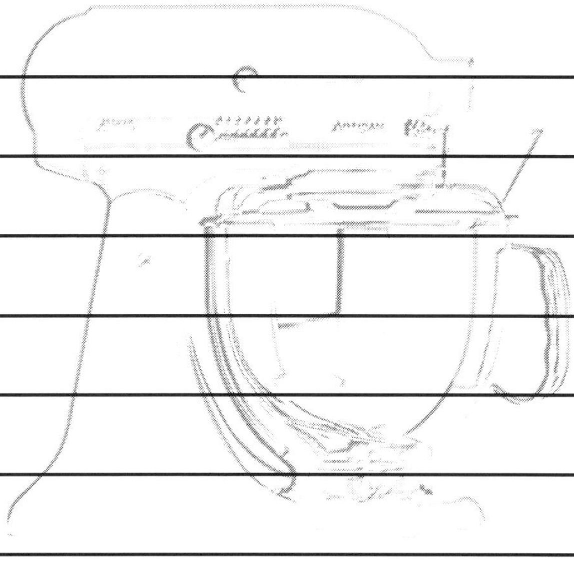

Recipe 58: ______________________________

____

Prep Time: ____ Cook Time: ____ Serves: ___

Ingredients:

Instructions:

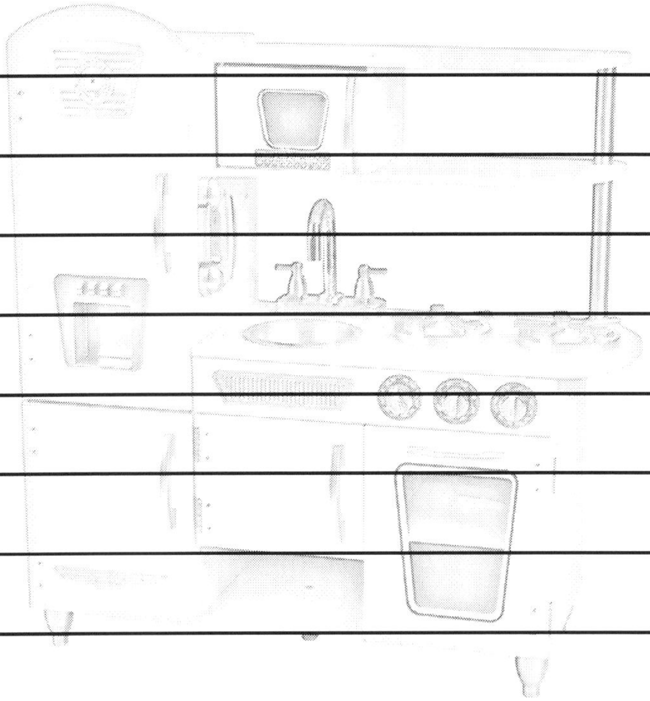

Notes:

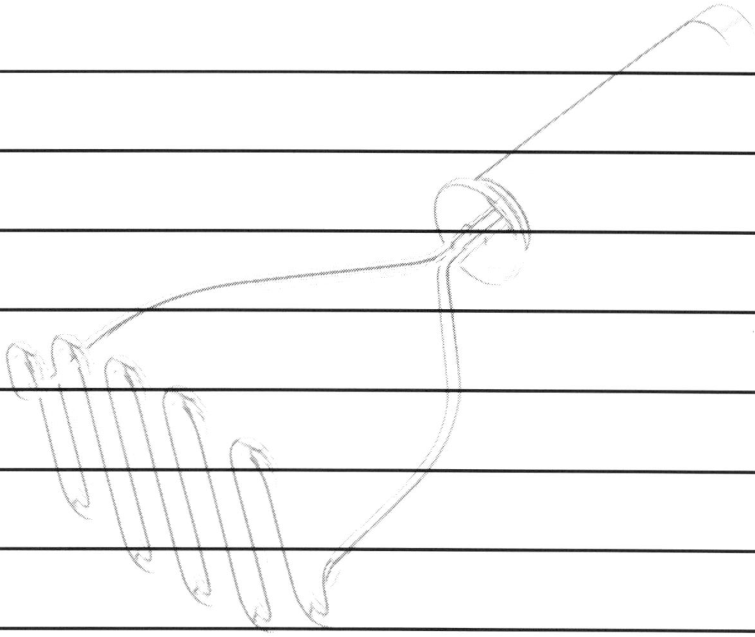

Recipe 59: ______________________________

____

Prep Time: _____ Cook Time: ____ Serves: ___

Ingredients:

______________ ______________

______________ ______________

______________ ______________

______________ ______________

______________ ______________

Instructions: ______________________

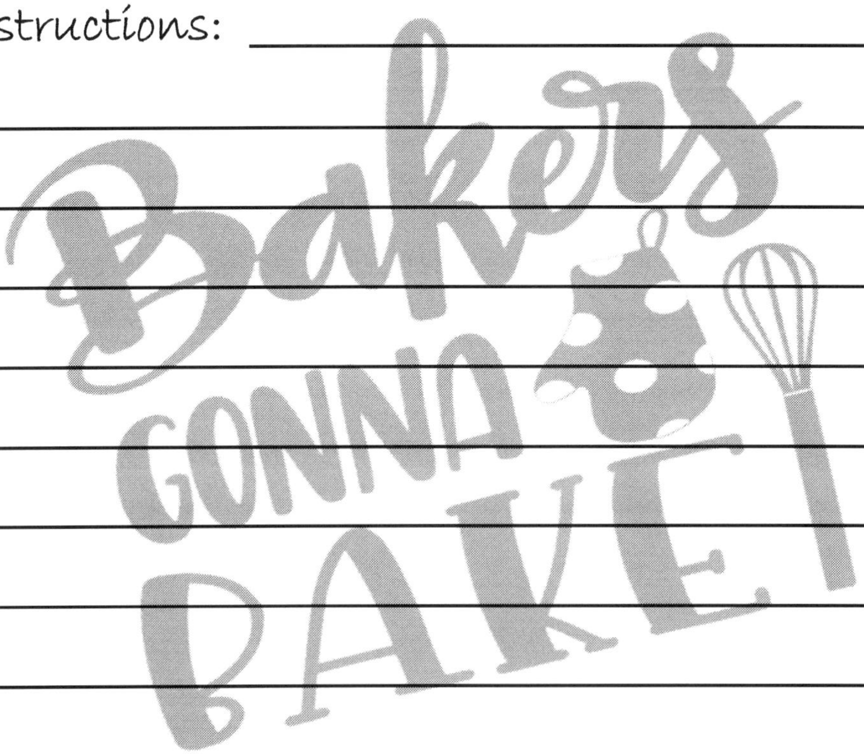

____

____

____

____

____

____

____

____

____

Notes:

Recipe 60: ____________________

____

Prep Time: _____ Cook Time: ____ Serves: ___

Ingredients:

Instructions:

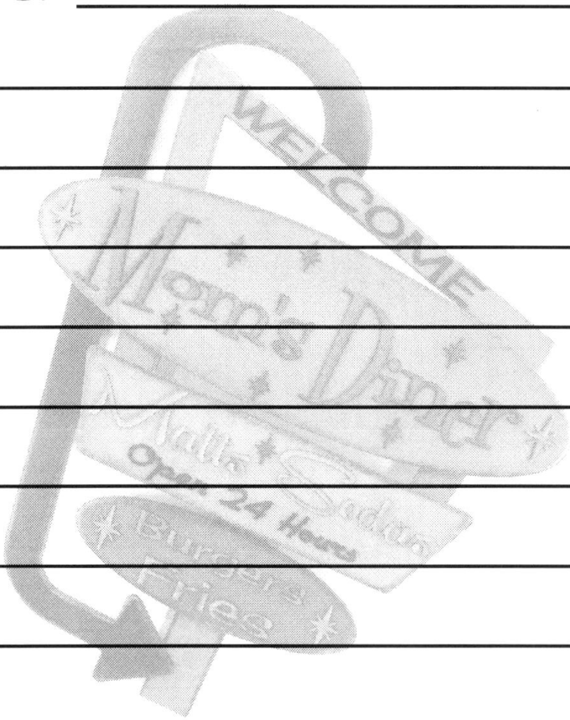

Notes:

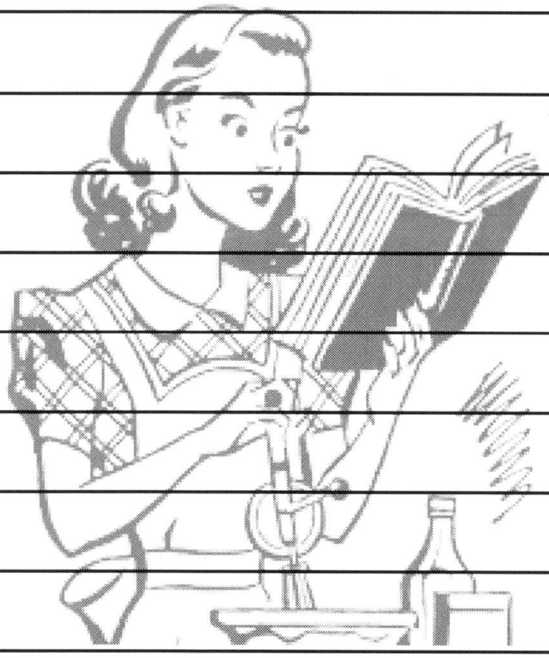

Recipe 61: ______________________________

____

Prep Time: _____ Cook Time: ____ Serves: ___

Ingredients:

______________ ______________

______________ ______________

______________ ______________

______________ ______________

______________ ______________

Instructions: ______________________________

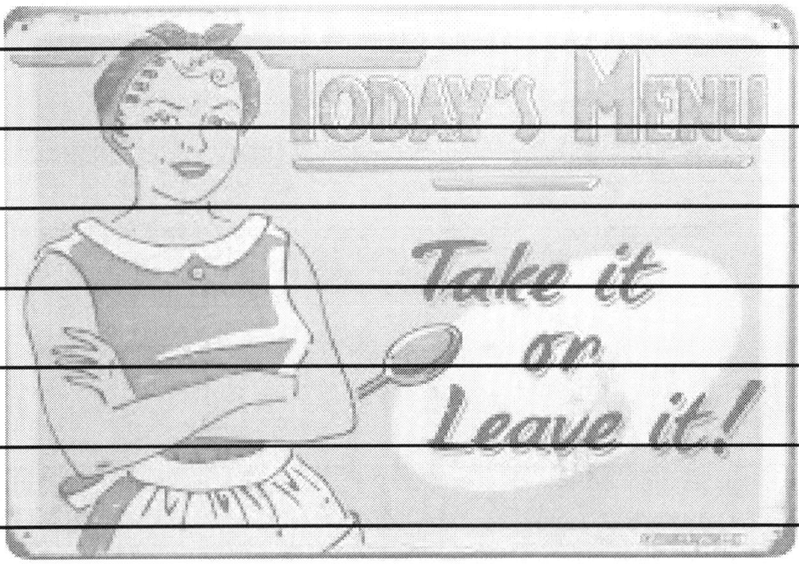

Notes:

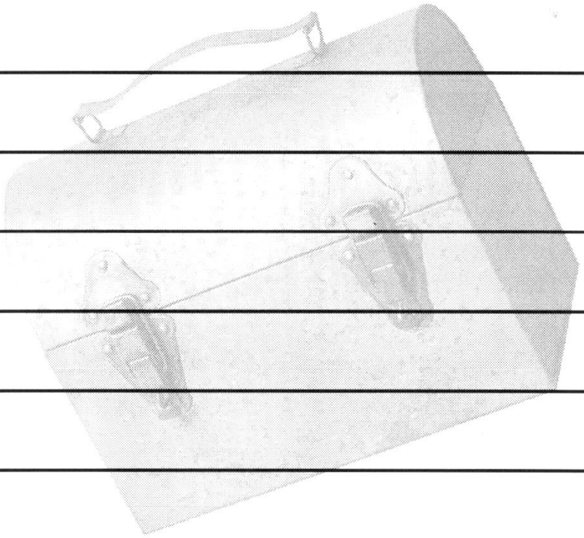

Recipe 62: ______________________________

____

Prep Time: _____ Cook Time: ____ Serves: ___

Ingredients:

Instructions:

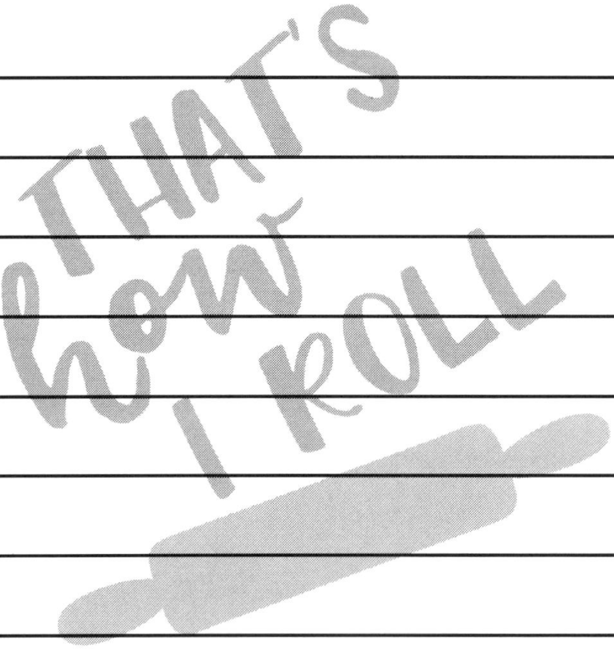

Notes:

Recipe 63: ____________________

Prep Time: ____ Cook Time: ____ Serves: ____

Ingredients:

Instructions:

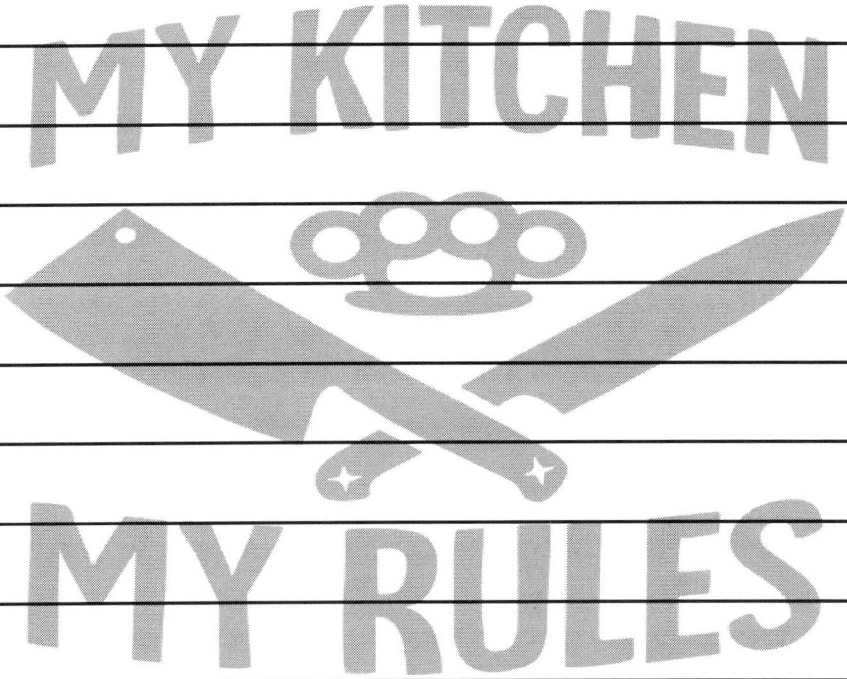

Notes:

Recipe 64: ______________________________

____

Prep Time: _____ Cook Time: ____ Serves: ___

Ingredients:

Instructions:

Notes:

Recipe 65: ______________________________

____

Prep Time: _____ Cook Time: _____ Serves: ___

Ingredients:

______________ ______________

______________ ______________

______________ ______________

______________ ______________

______________ ______________

Instructions: ______________________

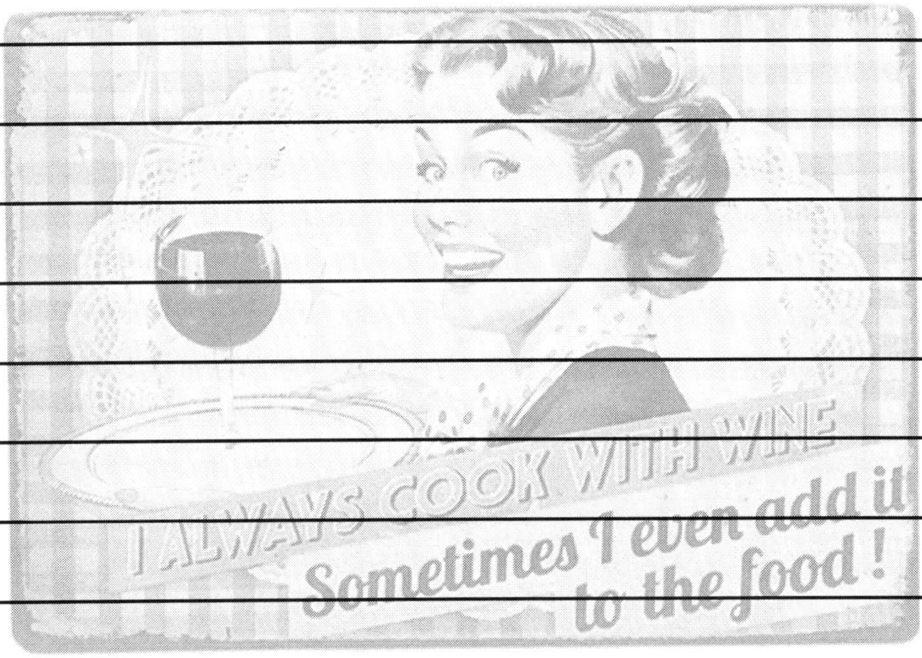

Notes:

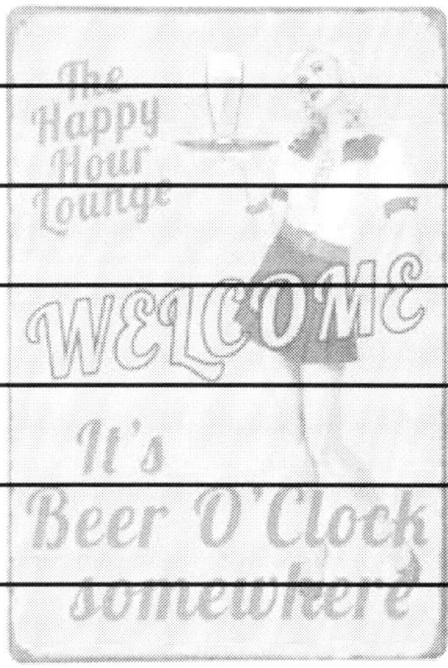

Recipe 66: ______________________________

____

Prep Time: _____ Cook Time: ____ Serves: ___

Ingredients:

______________ ______________

______________ ______________

______________ ______________

______________ ______________

______________ ______________

Instructions: ______________________

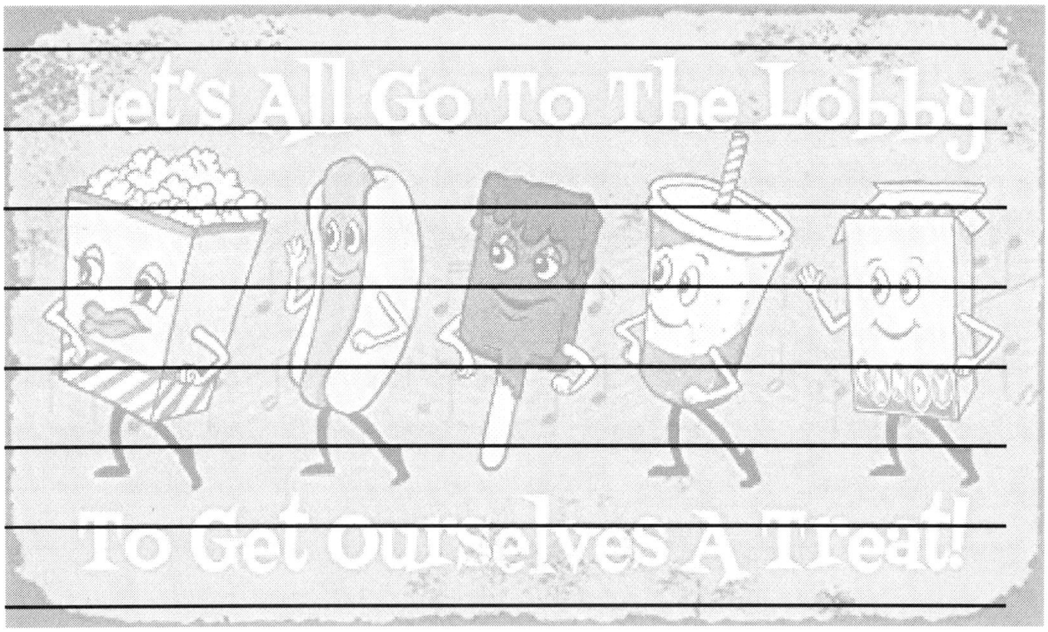

____

Notes:

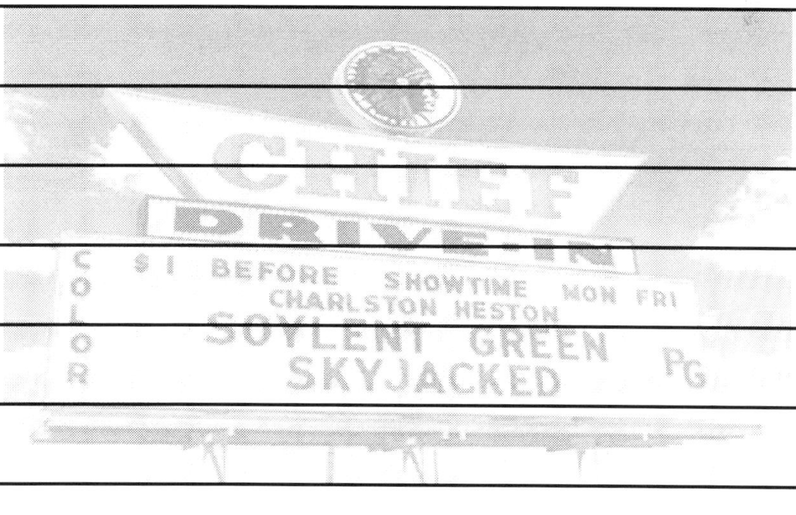
CHIEF
DRIVE-IN
COLOR
$1 BEFORE SHOWTIME MON FRI
CHARLSTON HESTON
SOYLENT GREEN
SKYJACKED
PG

Recipe 67: ____________________

Prep Time: _____ Cook Time: ____ Serves: ___

Ingredients:

Instructions:

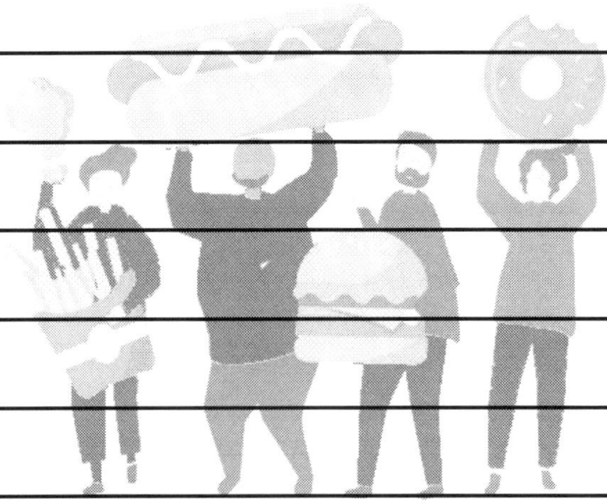

Notes:

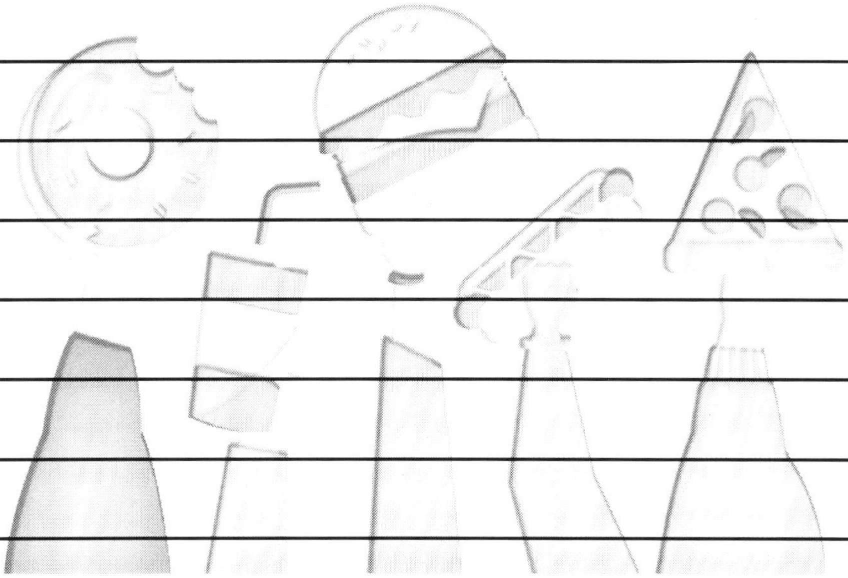

Recipe 68: ______

Prep Time: ____ Cook Time: ____ Serves: ___

Ingredients:

Instructions:

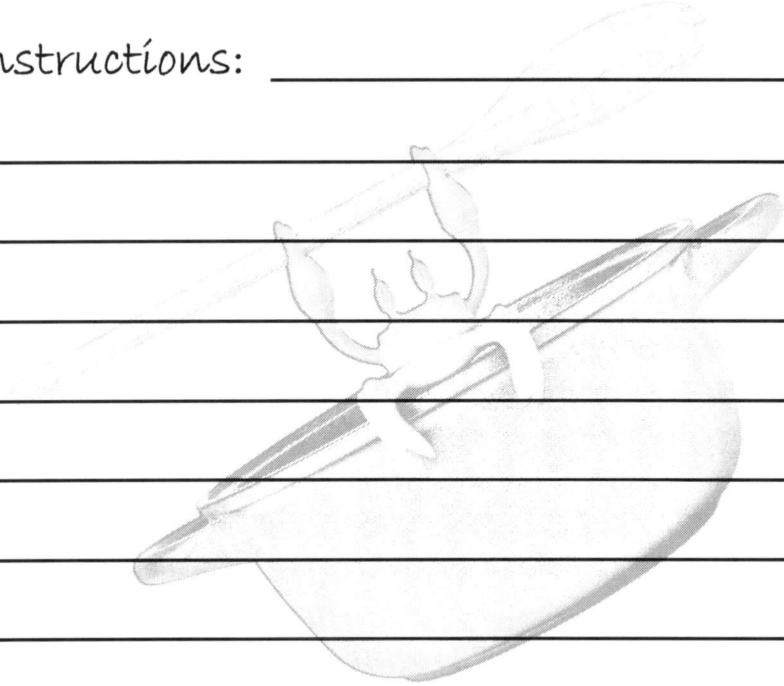

Notes:

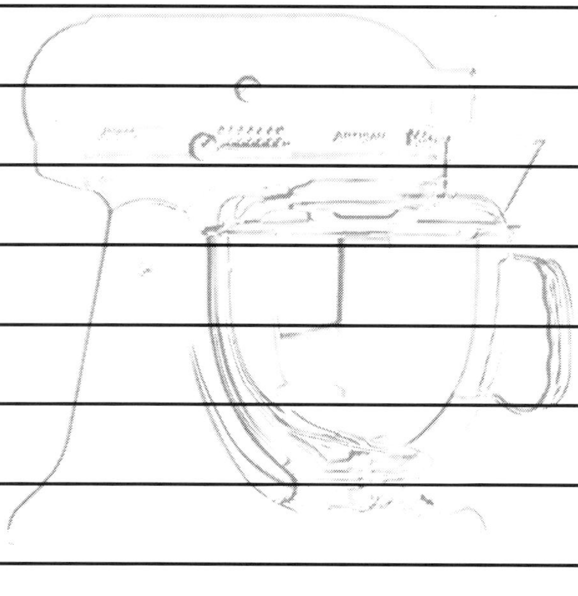

Recipe 69:

Prep Time: _____ Cook Time: ____ Serves: ___

Ingredients:

Instructions:

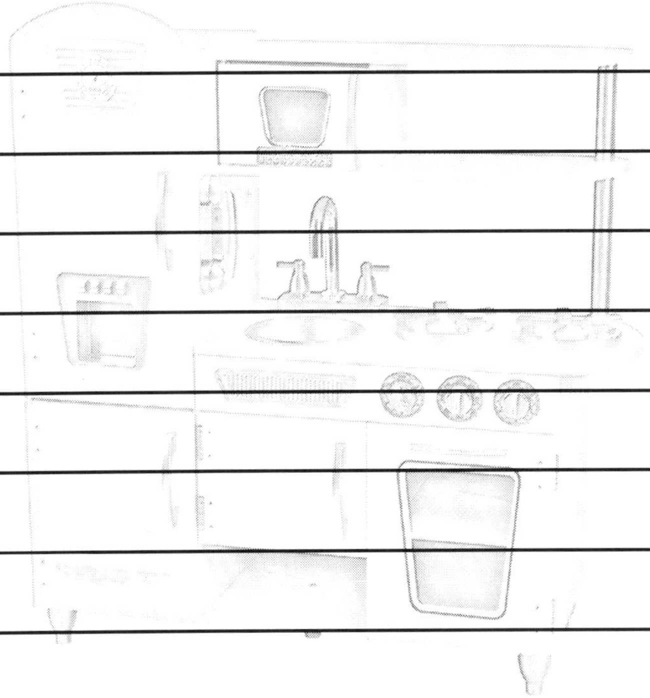

Notes:

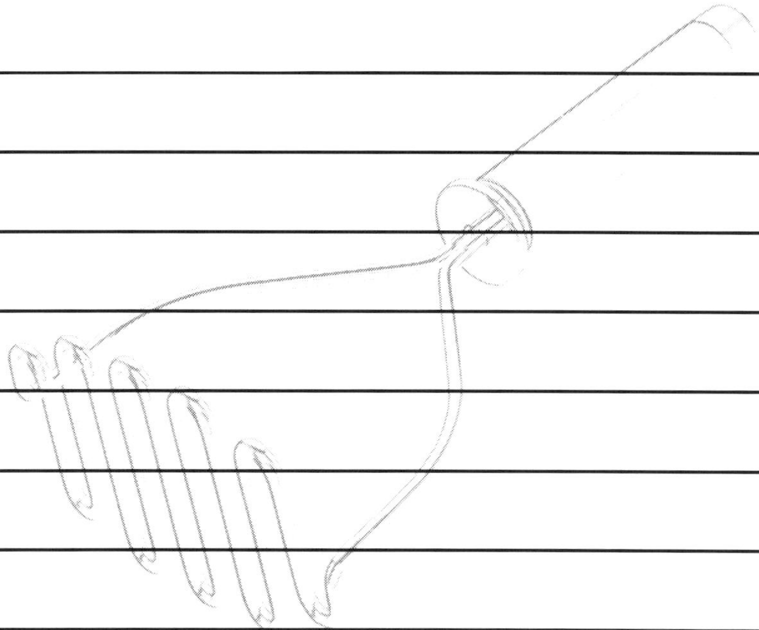

Recipe 70: ______________________________

Prep Time: _____ Cook Time: ____ Serves: ___

Ingredients:

Instructions:

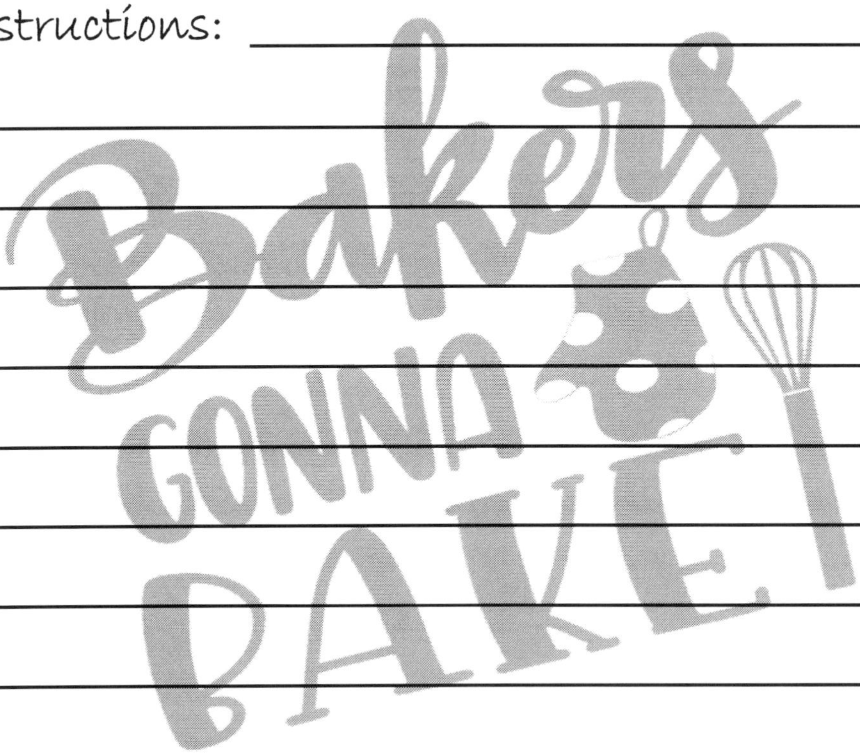

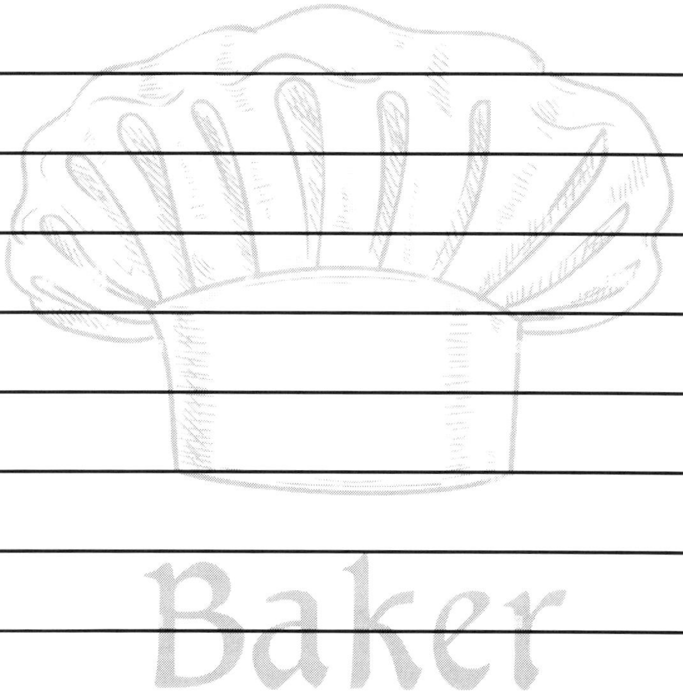

Notes:

Recipe 71:

Prep Time: ____ Cook Time: ____ Serves: ___

Ingredients:

Instructions:

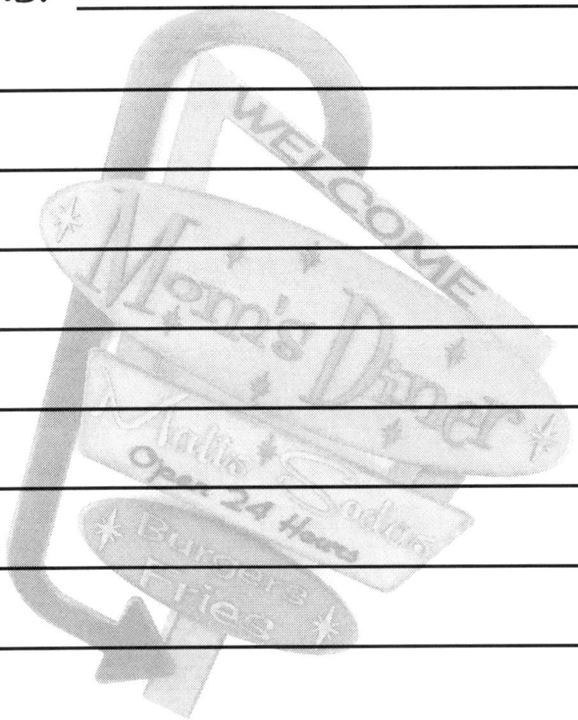

Notes:

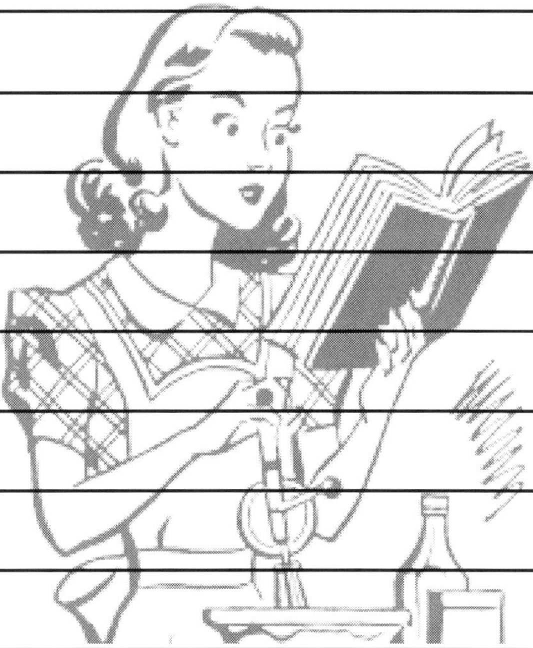

Recipe 72: ______________________________

____

Prep Time: _____ Cook Time: ____ Serves: ___

Ingredients:

______________ ______________

______________ ______________

______________ ______________

______________ ______________

______________ ______________

Instructions: ______________________

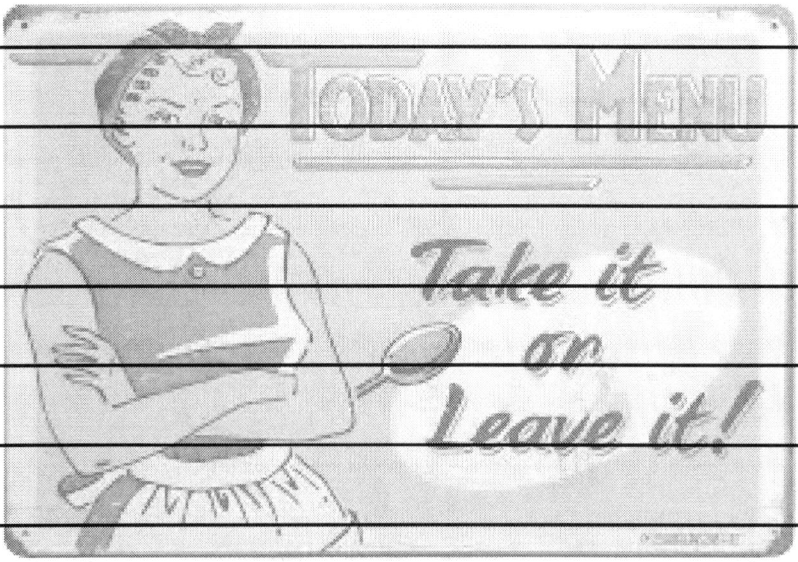

Notes:

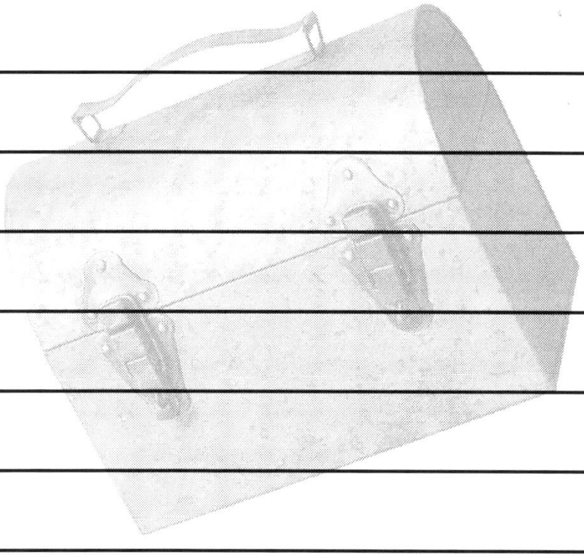

Recipe 73: ______________________________

____

Prep Time: _____ Cook Time: ____ Serves: ___

Ingredients:

______________ ______________

______________ ______________

______________ ______________

______________ ______________

______________ ______________

Instructions: ______________________

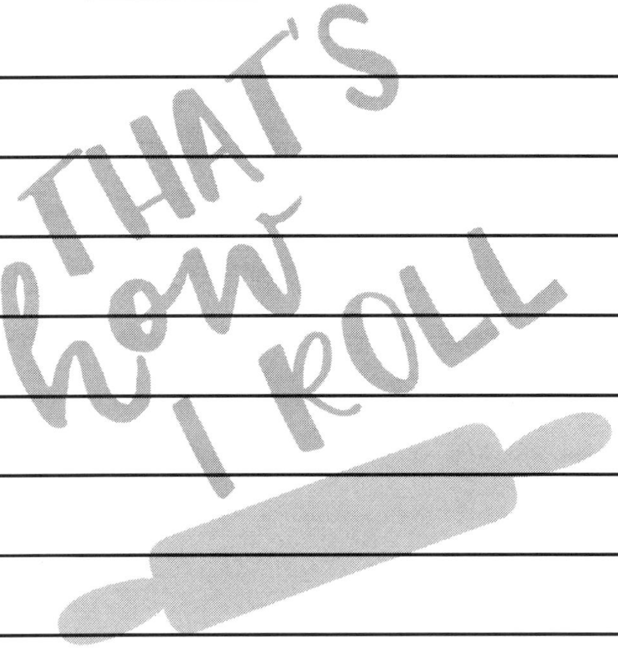

____

____

____

____

____

____

____

____

____

Notes:

Recipe 74: ______________________________

____

Prep Time: ____ Cook Time: ____ Serves: ___

Ingredients:

______________ ______________

______________ ______________

______________ ______________

______________ ______________

______________ ______________

Instructions: ______________________

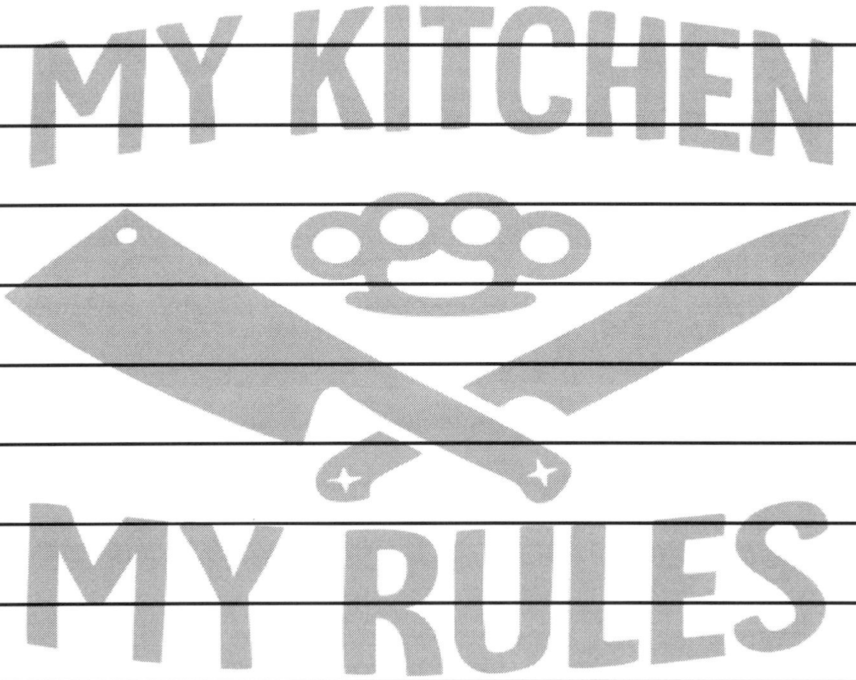

____

____

____

____

____

____

____

____

Notes:

Recipe 75: ____________________

Prep Time: ____ Cook Time: ____ Serves: ____

Ingredients:

Instructions:

Notes:

Recipe 76:

Prep Time: ____ Cook Time: ____ Serves: ____

Ingredients:

Instructions:

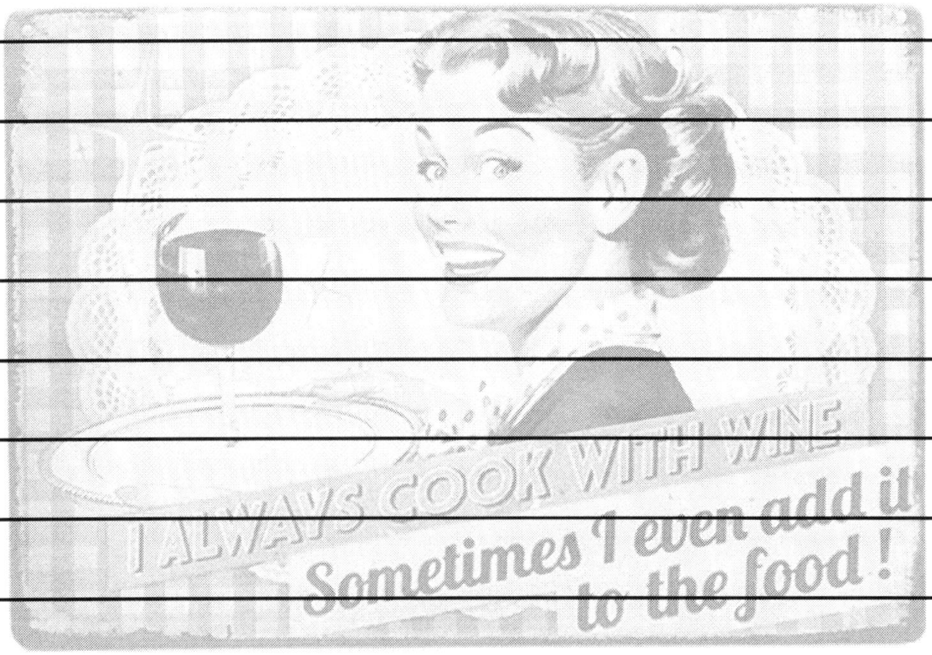

Notes:

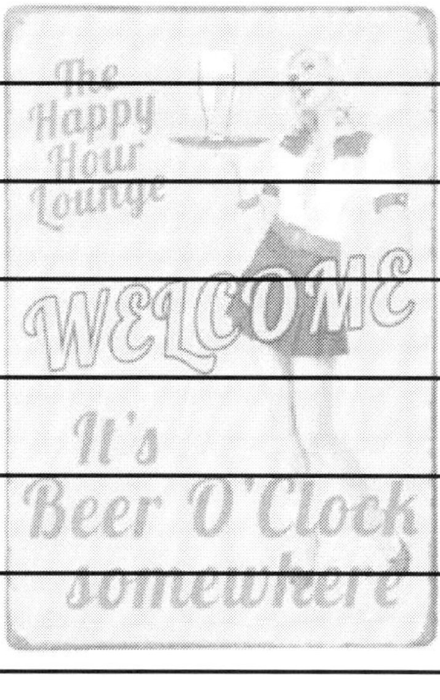

Recipe 77: ______________________________

____

Prep Time: _____ Cook Time: ____ Serves: ___

Ingredients:

______________ ______________

______________ ______________

______________ ______________

______________ ______________

______________ ______________

Instructions: ______________________

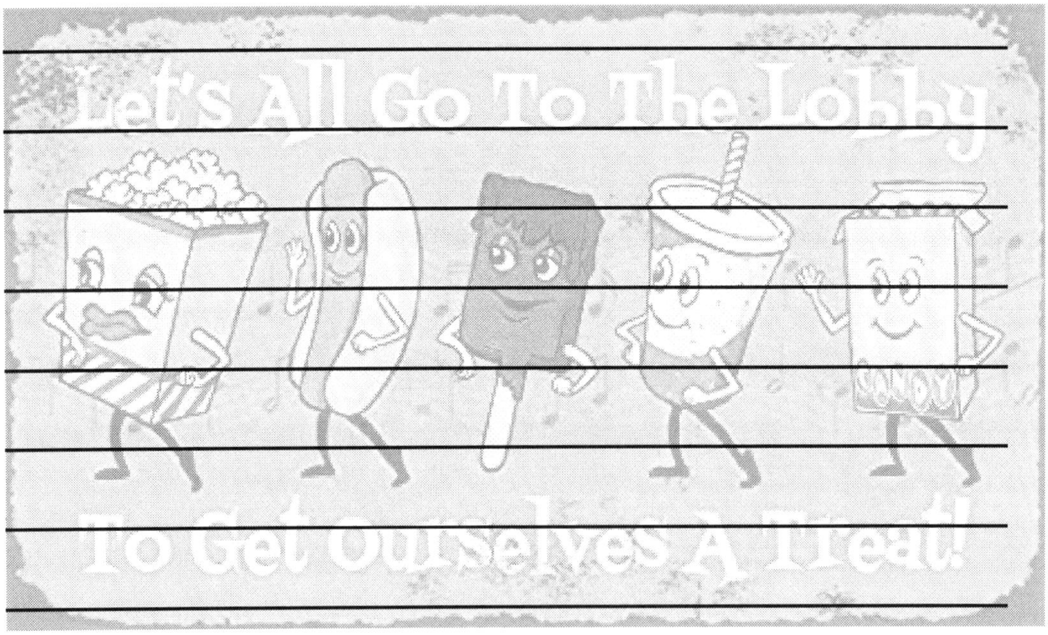

____

Notes:

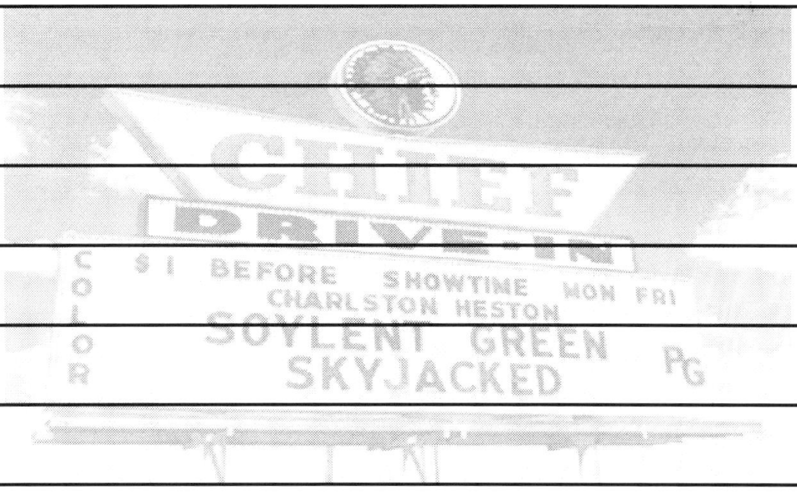

CHIEF
DRIVE-IN
COLOR
$1 BEFORE SHOWTIME MON FRI
CHARLSTON HESTON
SOYLENT GREEN
SKYJACKED
PG

Recipe 78: ______________________

____

Prep Time: _____ Cook Time: ____ Serves: ___

Ingredients:

______________ ______________

______________ ______________

______________ ______________

______________ ______________

______________ ______________

Instructions: ______________

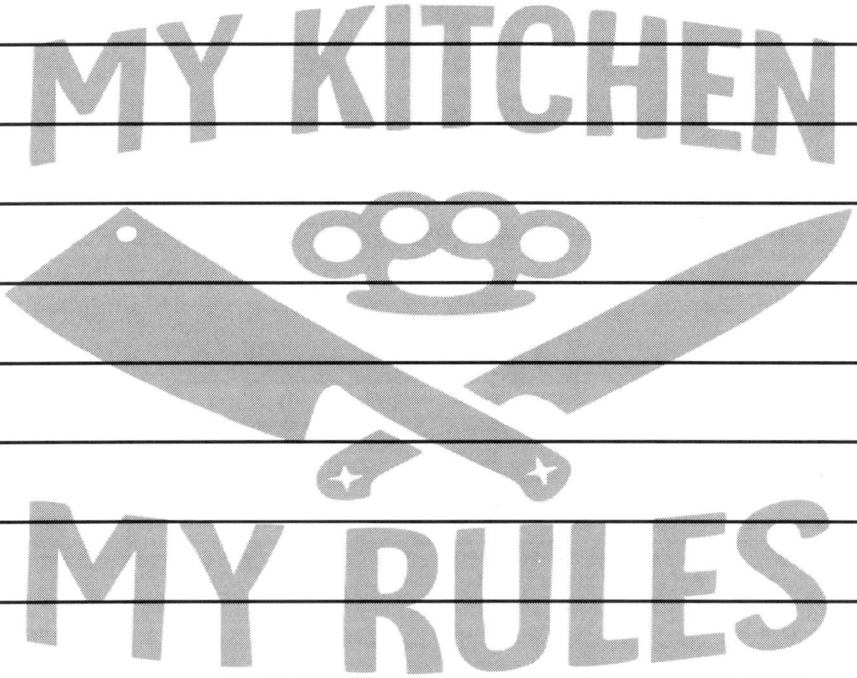

____

____

____

____

____

____

____

____

____

Notes:

Recipe 79: ______________________________

____

Prep Time: _____ Cook Time: ____ Serves: ___

Ingredients:

Instructions:

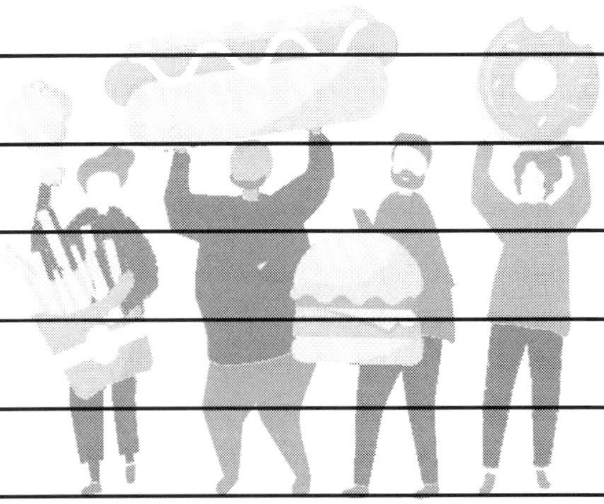

Notes:

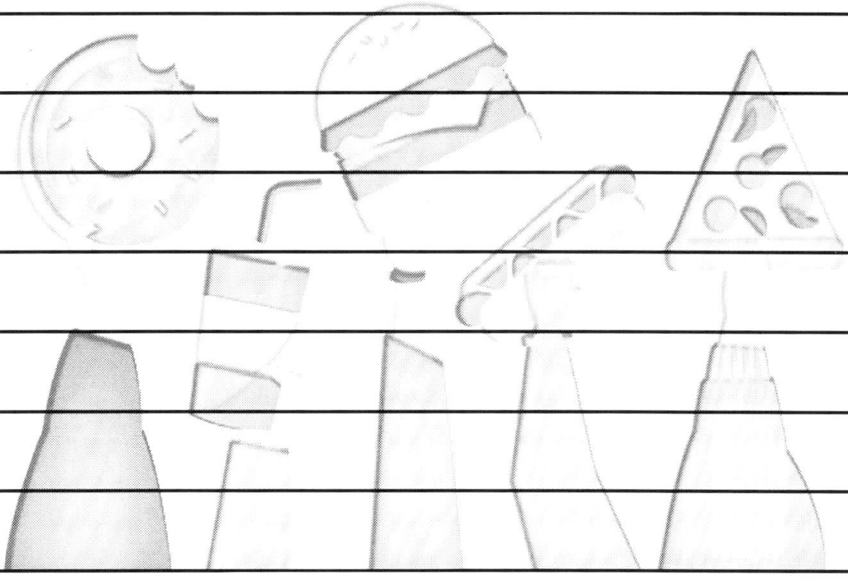

Recipe 80: ________________

Prep Time: _____ Cook Time: ____ Serves: ___

Ingredients:

Instructions:

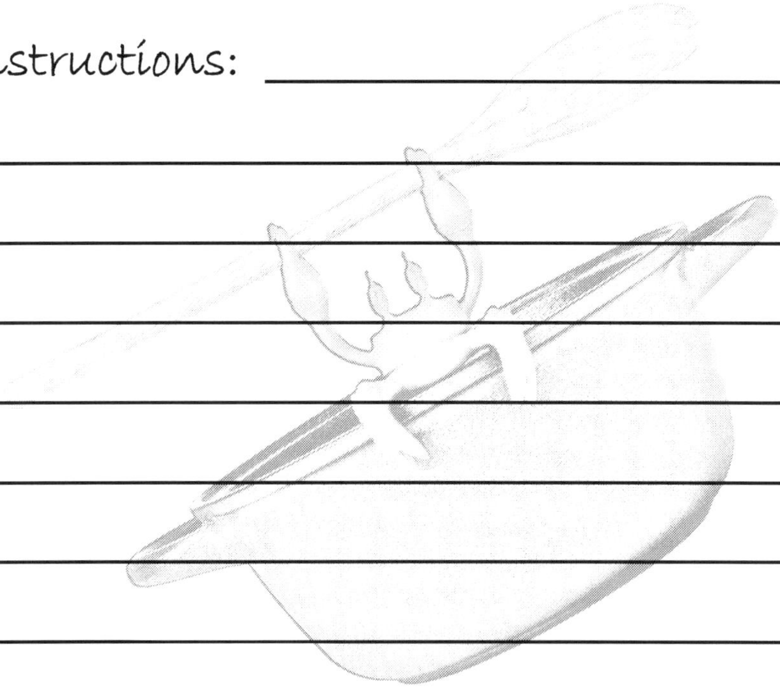

Notes:

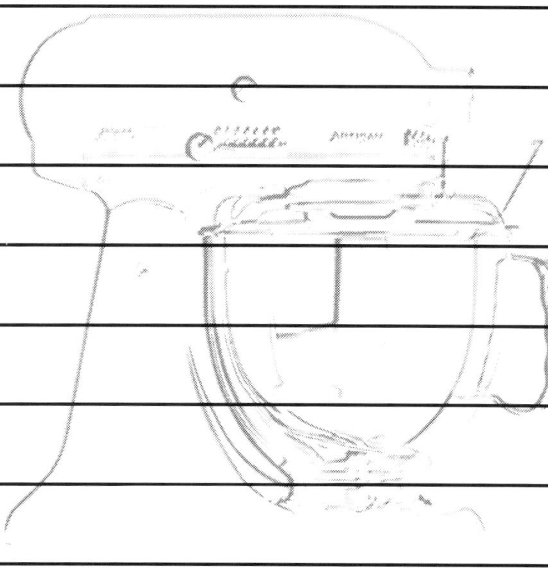

Recipe 81: ____________________

____

Prep Time: ____ Cook Time: ____ Serves: ____

Ingredients:

Instructions:

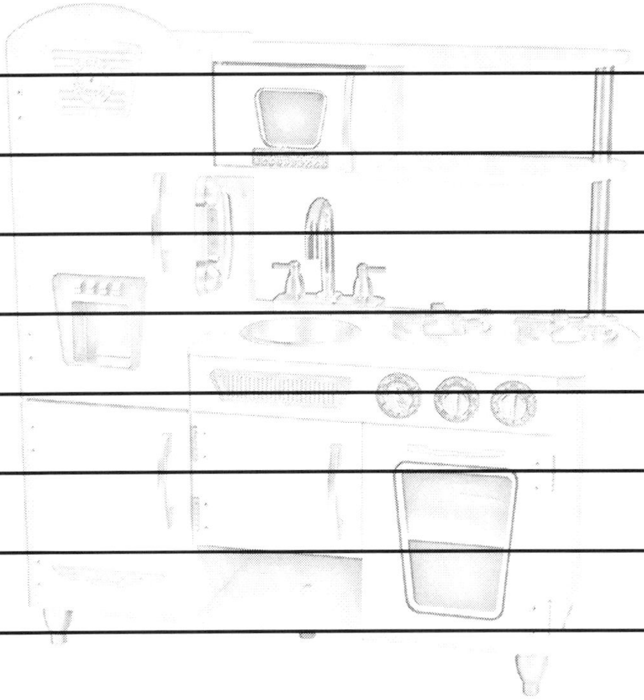

Notes:

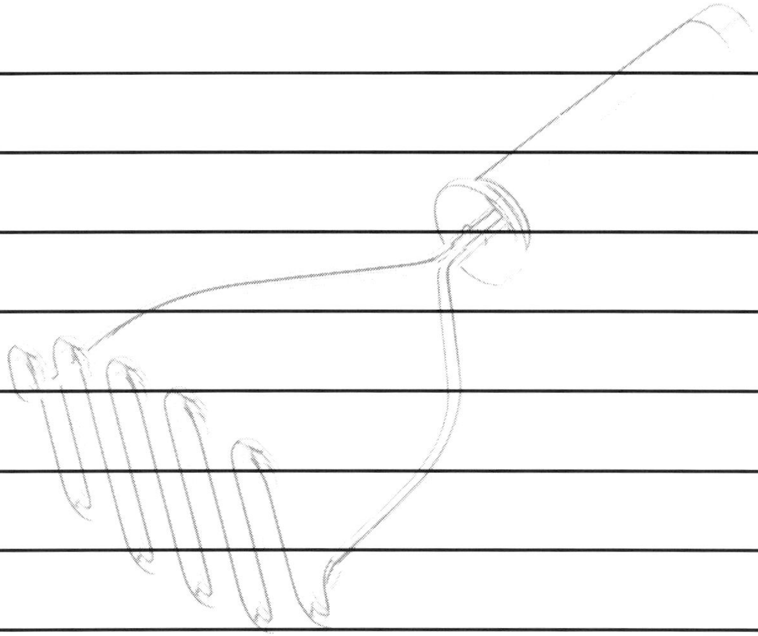

Recipe 82: ______________________________

____

Prep Time: _____ Cook Time: ____ Serves: ___

Ingredients:

Instructions:

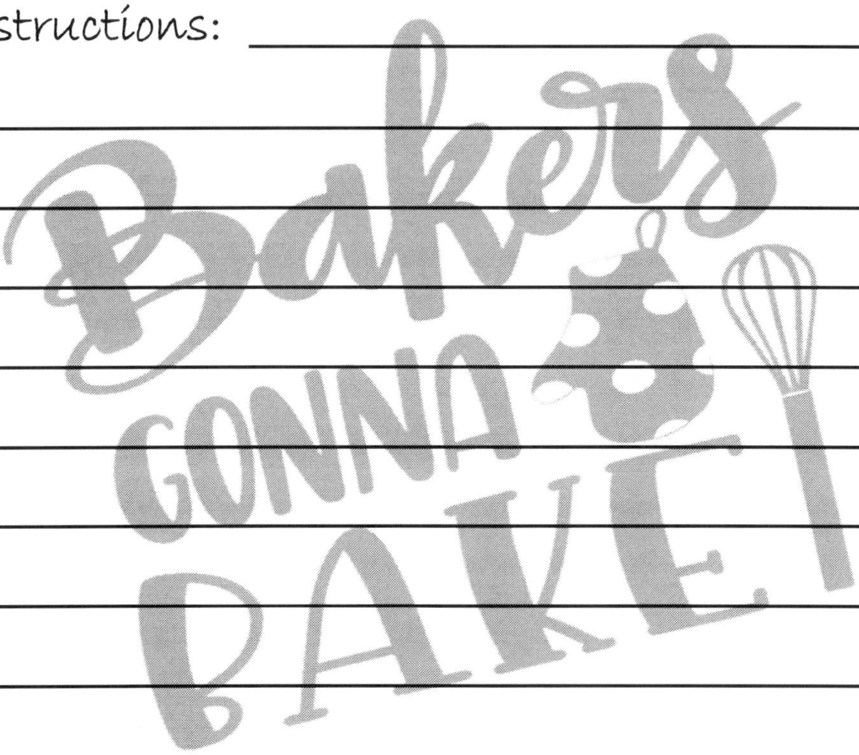

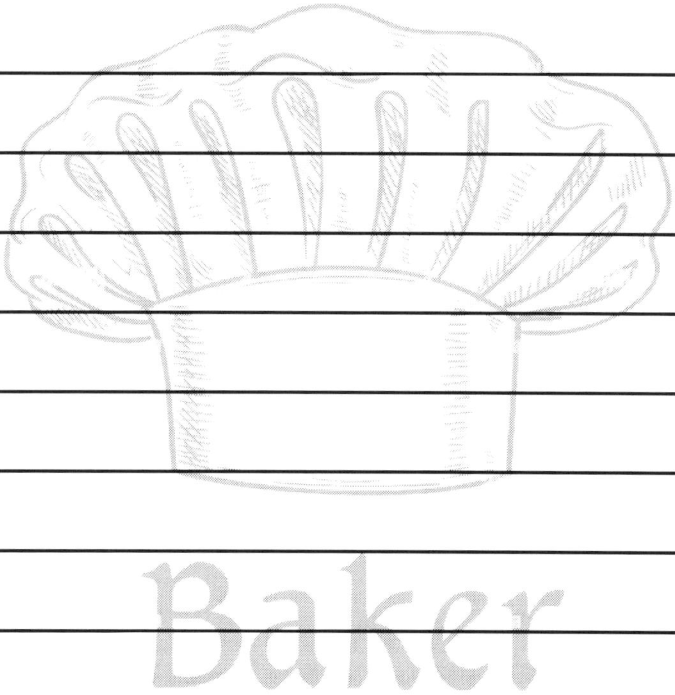

Notes:

Recipe 83: ______

Prep Time: ____ Cook Time: ____ Serves: ____

Ingredients:

Instructions:

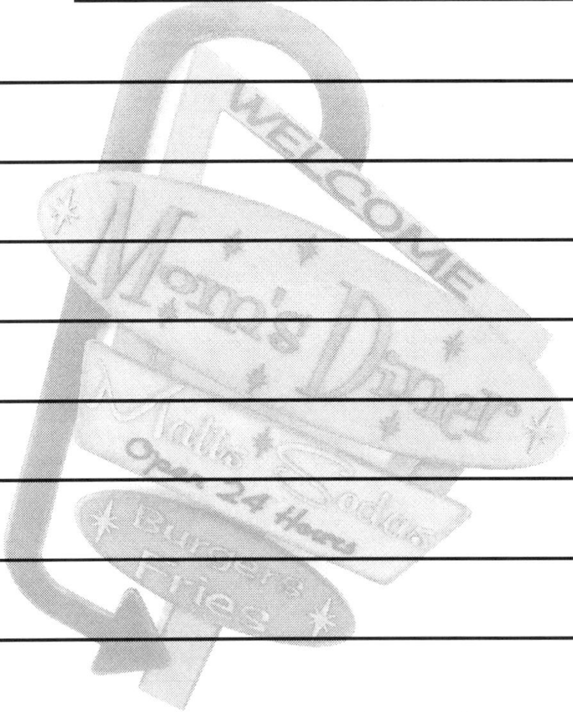

Notes:

Recipe 84: ______________________________

____

Prep Time: _____ Cook Time: ____ Serves: ___

Ingredients:

Instructions: ______________________________

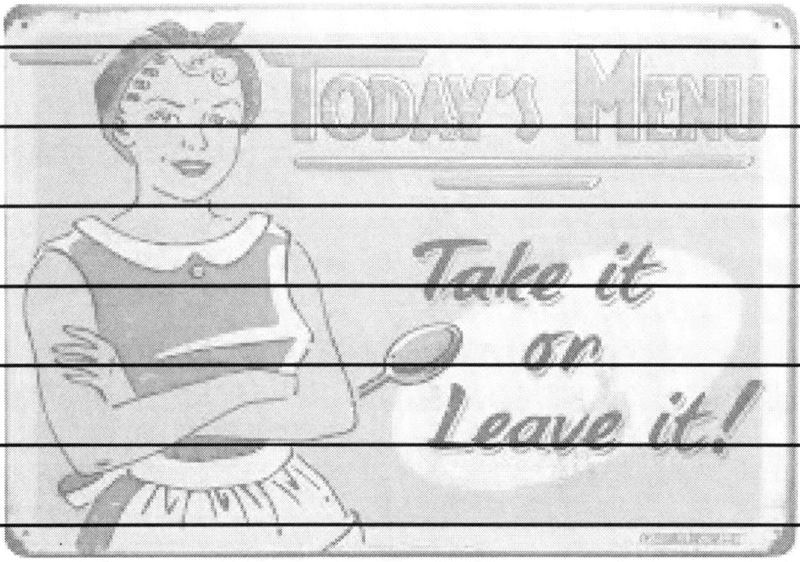

Notes:

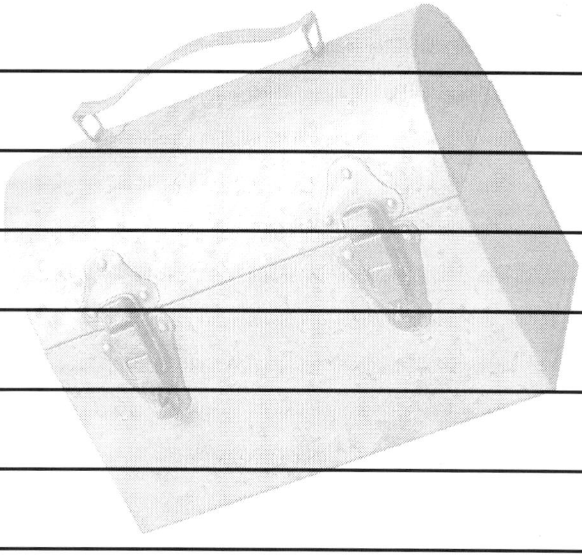

Recipe 85:

Prep Time: ____ Cook Time: ____ Serves: ____

Ingredients:

Instructions:

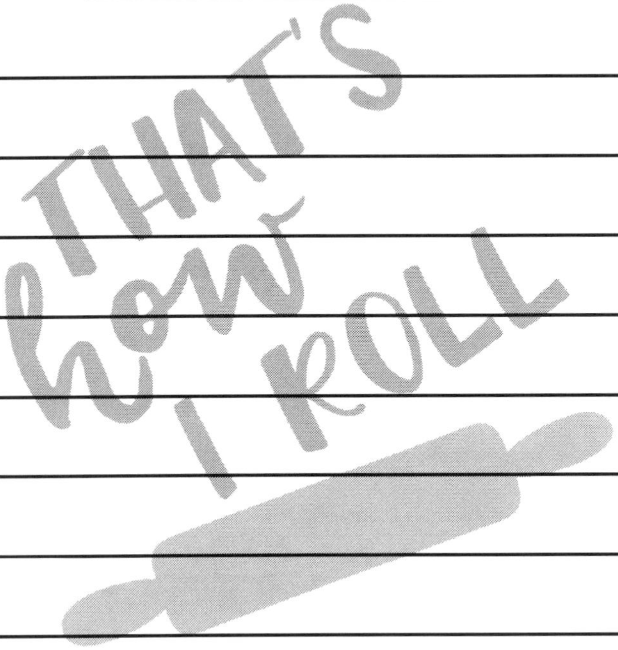

Notes:

Recipe 86: ______________________________

____

Prep Time: _____ Cook Time: ____ Serves: ___

Ingredients:

_______________ _______________

_______________ _______________

_______________ _______________

_______________ _______________

_______________ _______________

Instructions: ______________________

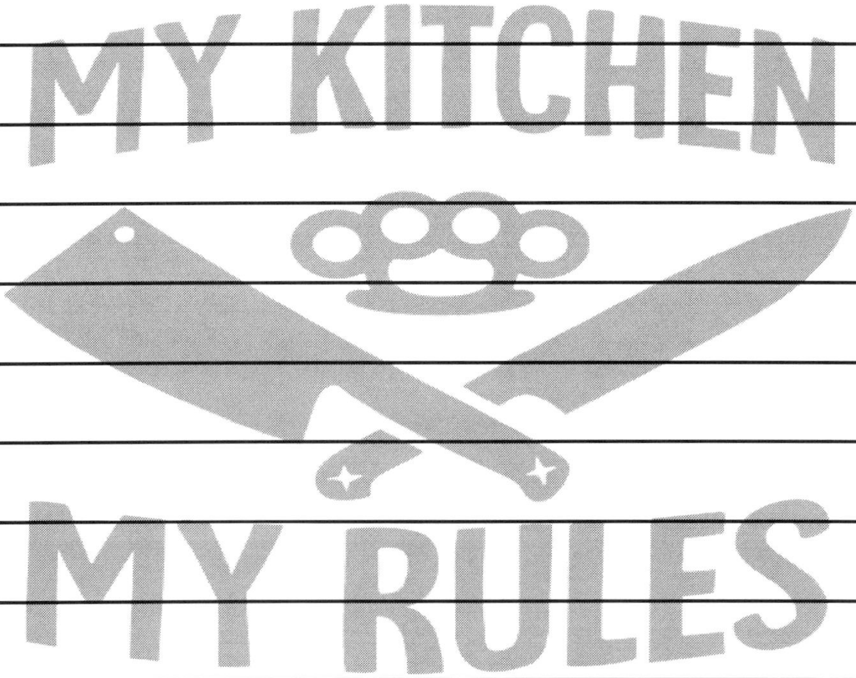

Notes:

Recipe 87: ______________________________

Prep Time: ____ Cook Time: ____ Serves: ____

Ingredients:

Instructions:

Notes:

Recipe 88:

Prep Time: ____ Cook Time: ____ Serves: ___

Ingredients:

Instructions:

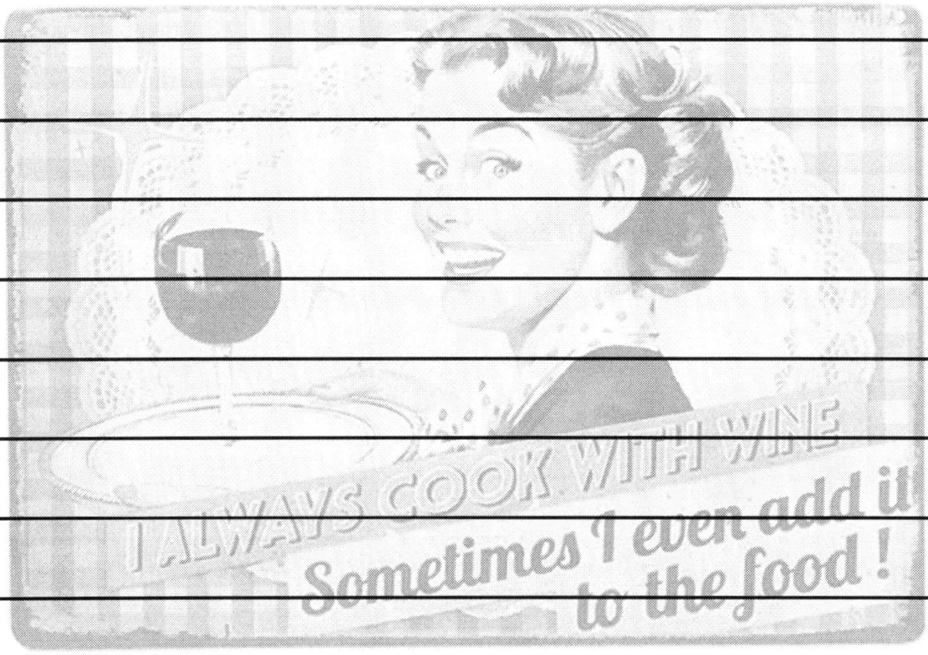

Notes:

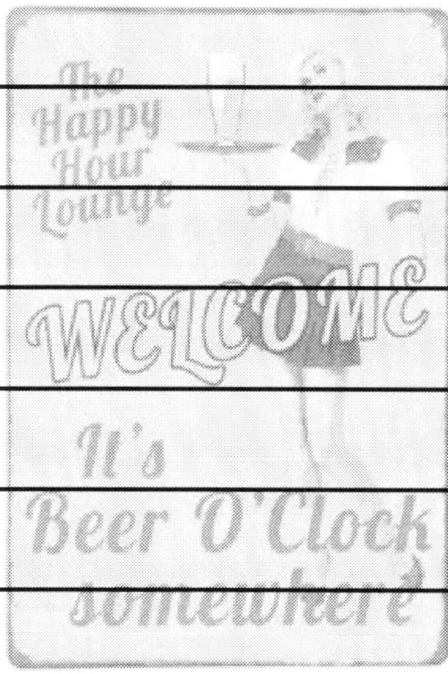

Recipe 89: ______________________________

____

Prep Time: ____ Cook Time: ____ Serves: ____

Ingredients:

______________ ______________

______________ ______________

______________ ______________

______________ ______________

______________ ______________

Instructions: ______________________

____

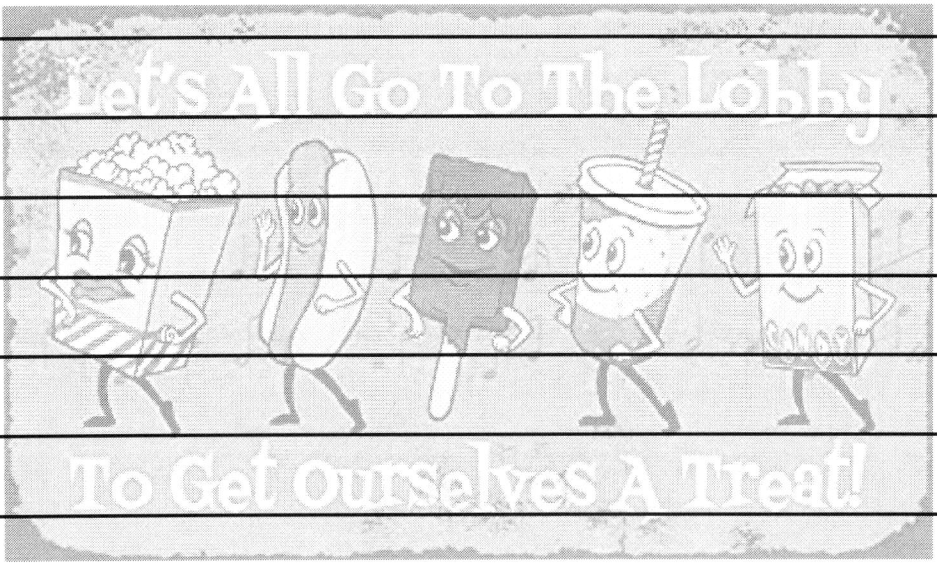

Notes:

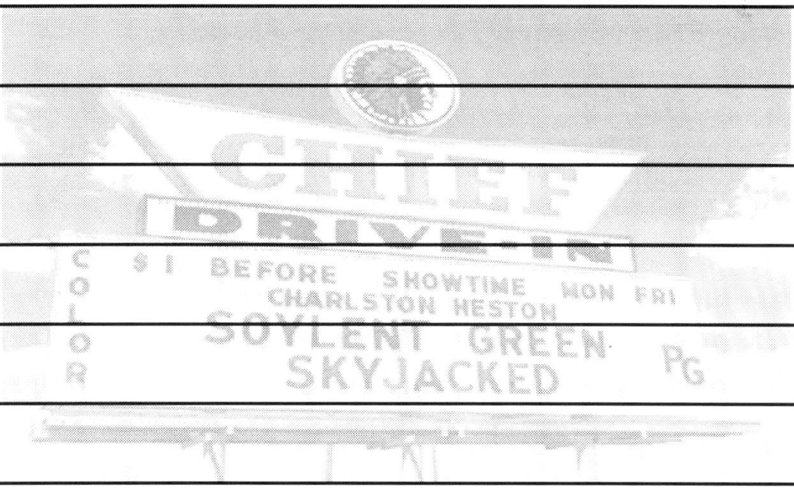
CHIEF
DRIVE-IN
COLOR
$1 BEFORE SHOWTIME MON FRI
CHARLSTON HESTON
SOYLENT GREEN
SKYJACKED
PG

Recipe 90: ______

Prep Time: ____ Cook Time: ____ Serves: ___

Ingredients:

Instructions:

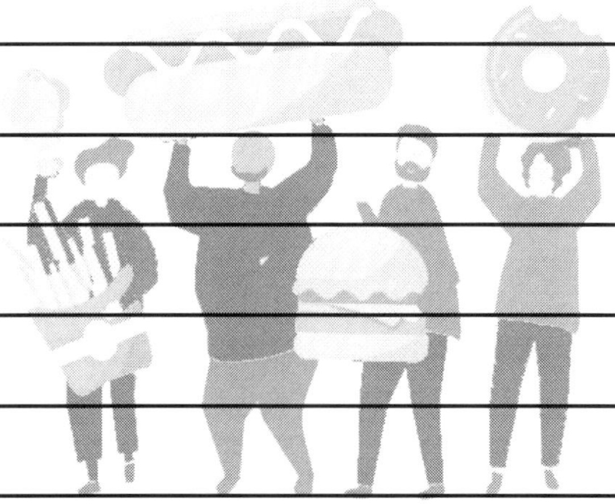

Notes:

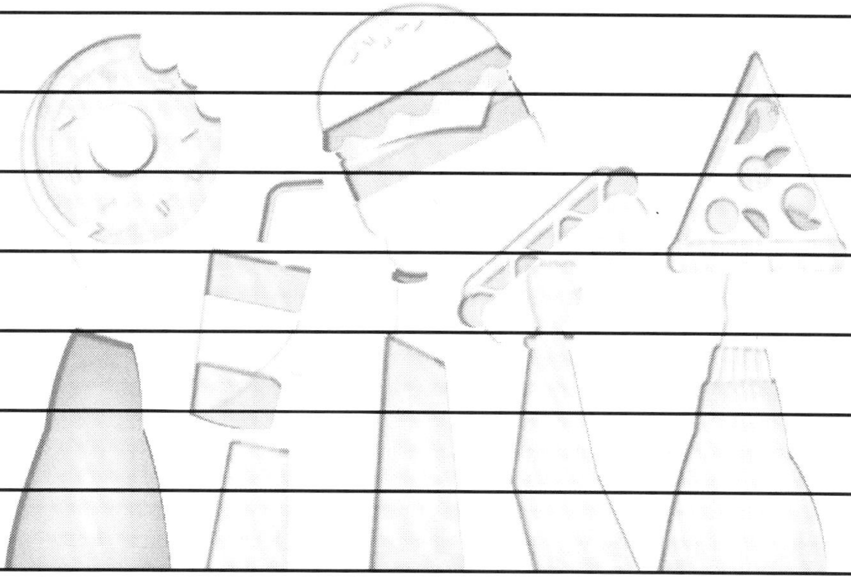

Recipe 91: ______________________________

____

Prep Time: _____ Cook Time: ____ Serves: ___

Ingredients:

______________ ______________

______________ ______________

______________ ______________

______________ ______________

______________ ______________

Instructions: ______________________________

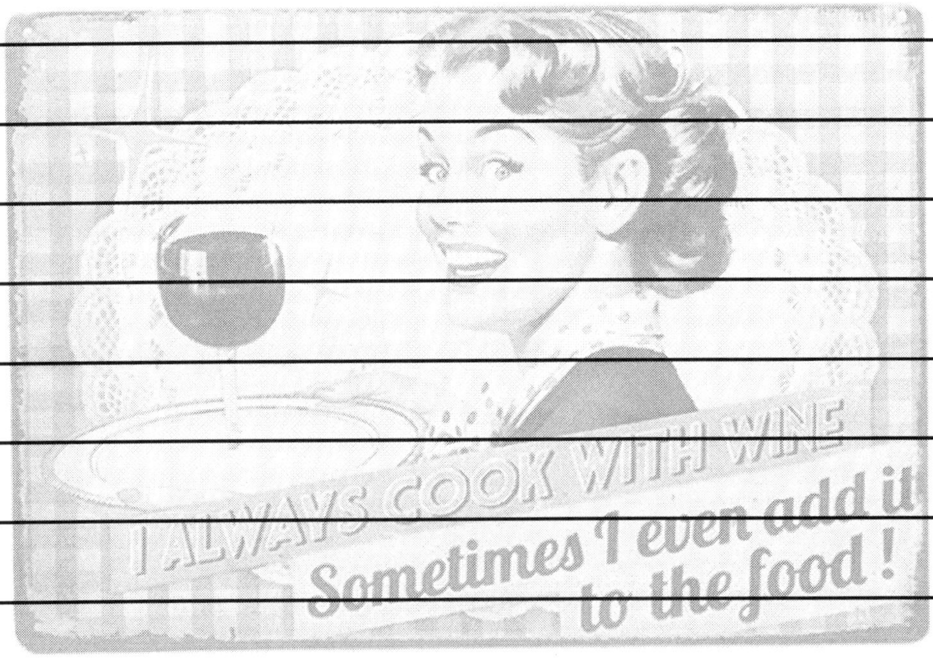

Notes:

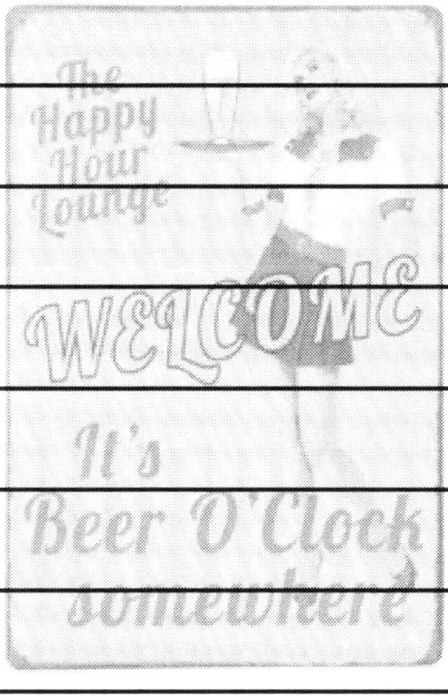

Recipe 92: ______________________________

____

Prep Time: _____ Cook Time: ____ Serves: ___

Ingredients:

______________ ______________

______________ ______________

______________ ______________

______________ ______________

______________ ______________

Instructions: ______________________

____

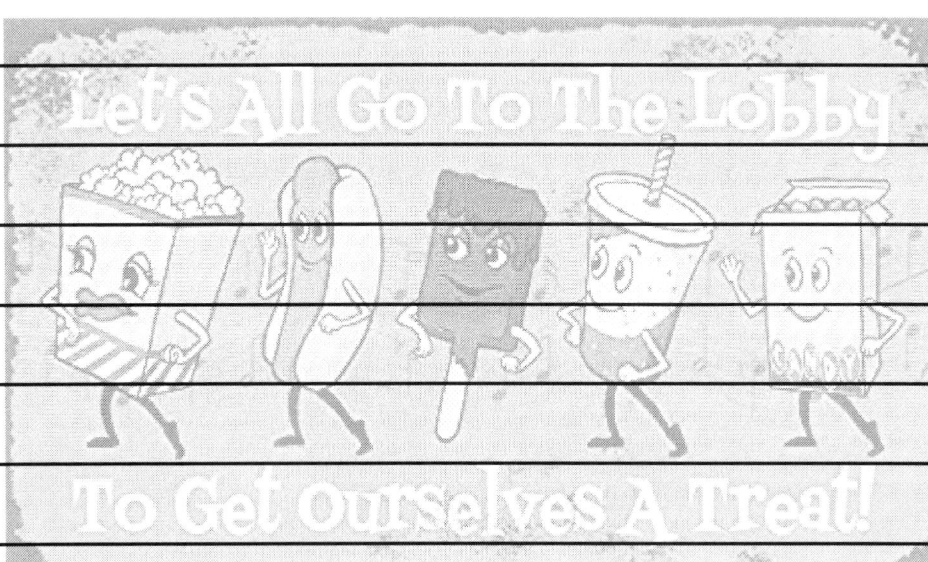

____

Notes:

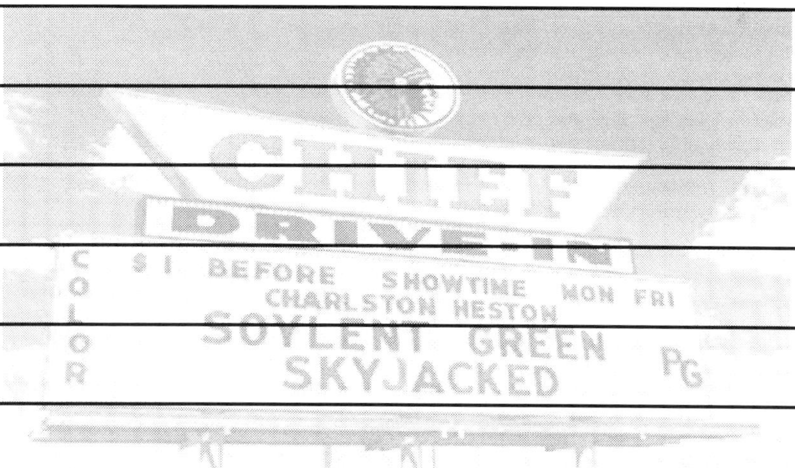
CHIEF
DRIVE-IN
COLOR
$1 BEFORE SHOWTIME MON FRI
CHARLSTON HESTON
SOYLENT GREEN
SKYJACKED
PG

Recipe 93:

Prep Time: ____ Cook Time: ____ Serves: ____

Ingredients:

Instructions:

Notes:

Recipe 94: ______________________________

____

Prep Time: _____ Cook Time: ____ Serves: ___

Ingredients:

______________ ______________

______________ ______________

______________ ______________

______________ ______________

______________ ______________

Instructions: ______________________________

____

____

____

____

____

____

____

____

____

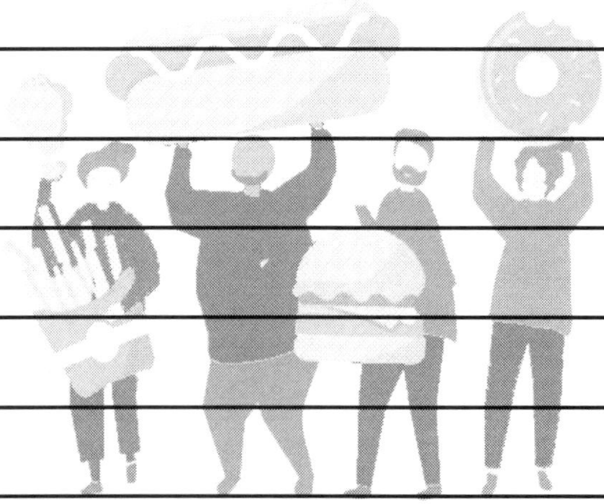

Notes:

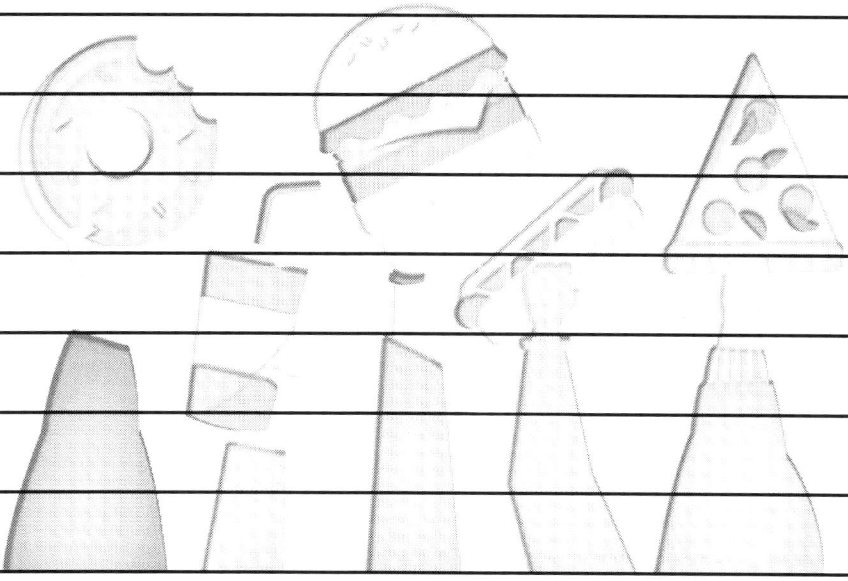

Recipe 95: ____________________

Prep Time: ____ Cook Time: ____ Serves: ____

Ingredients:

Instructions:

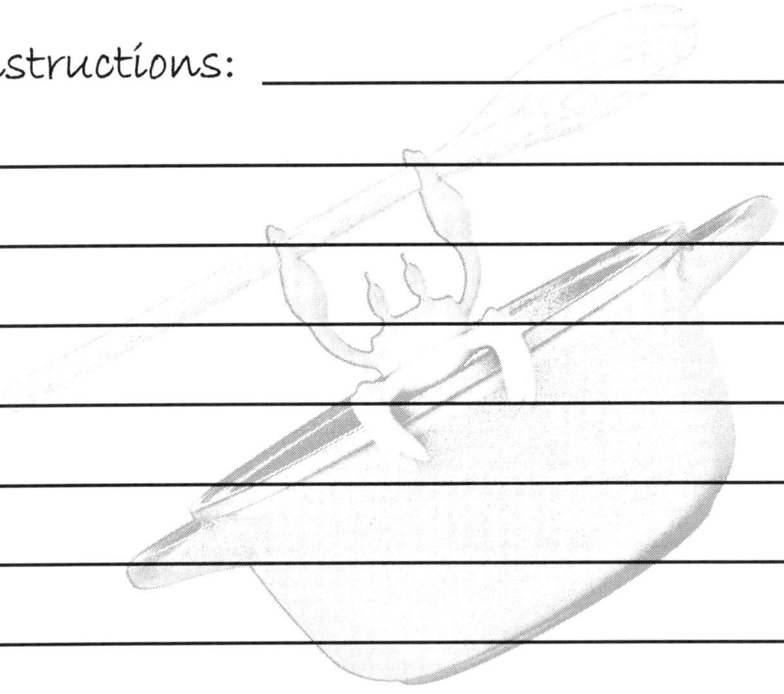

Notes:

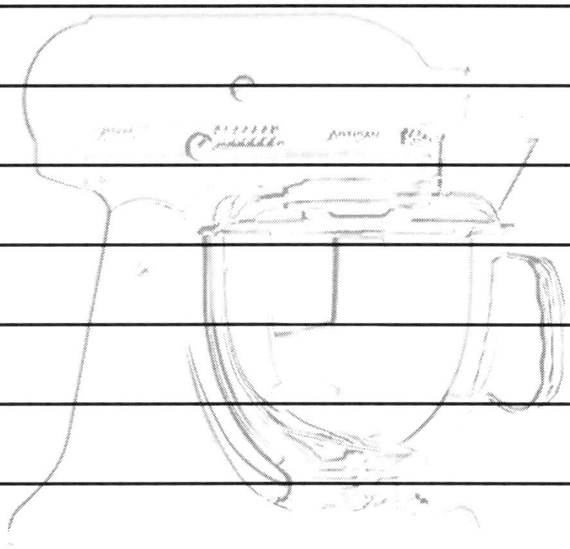

Recipe 96:

Prep Time: ____ Cook Time: ___ Serves: ___

Ingredients:

Instructions:

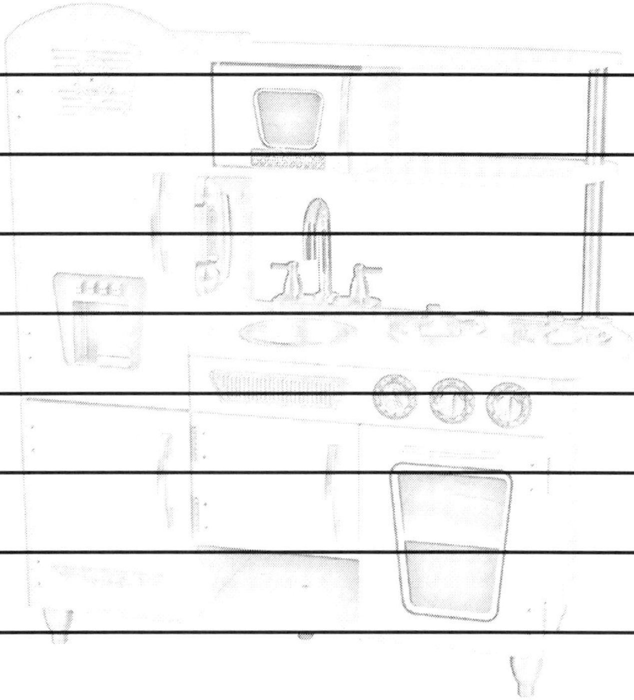

Notes:

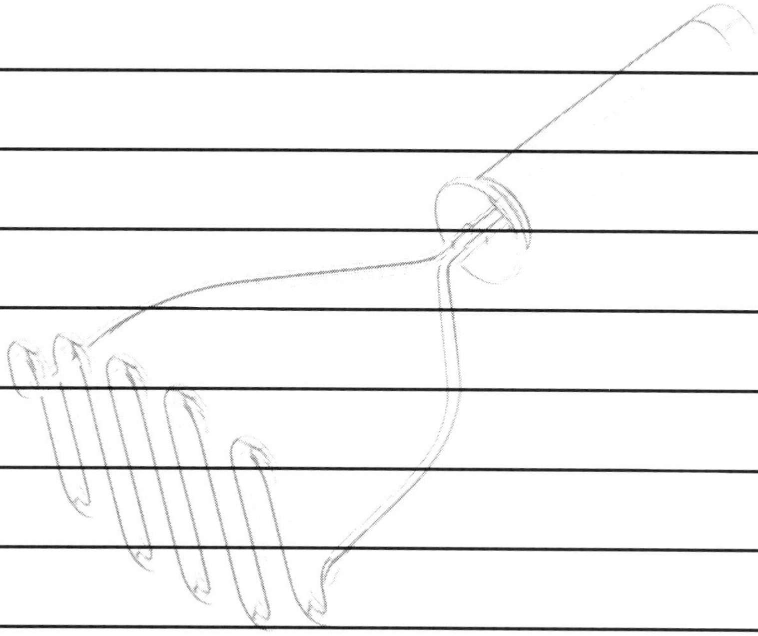

Recipe 97: ____________________

____

Prep Time: ____ Cook Time: ____ Serves: ___

Ingredients:

____________________ ____________________

____________________ ____________________

____________________ ____________________

____________________ ____________________

____________________ ____________________

Instructions: ____________________

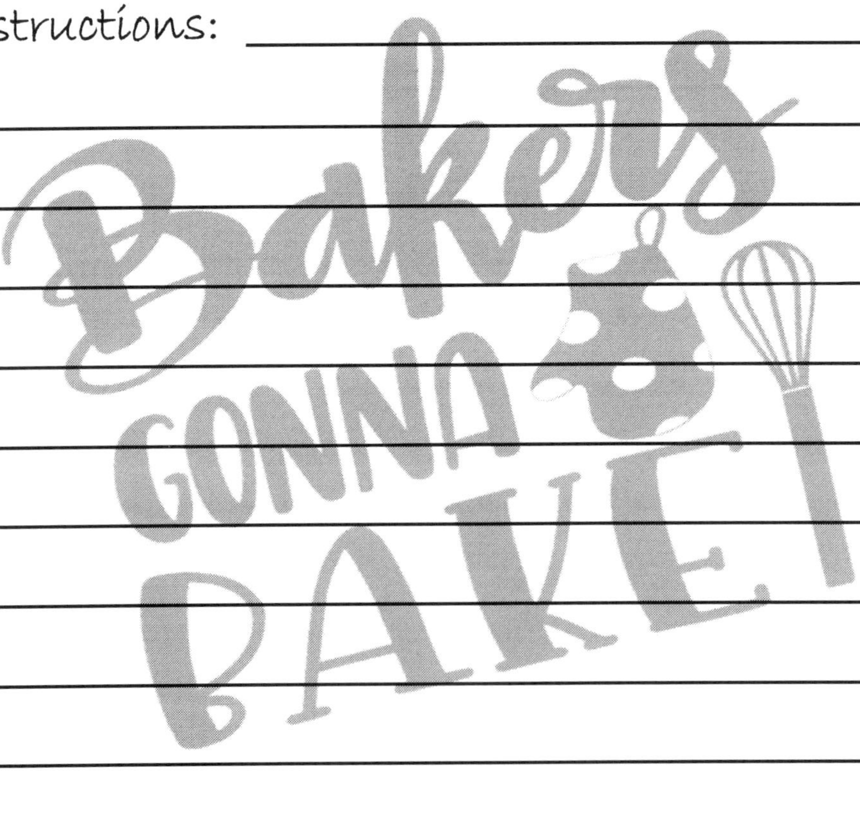

____

____

____

____

____

____

____

____

____

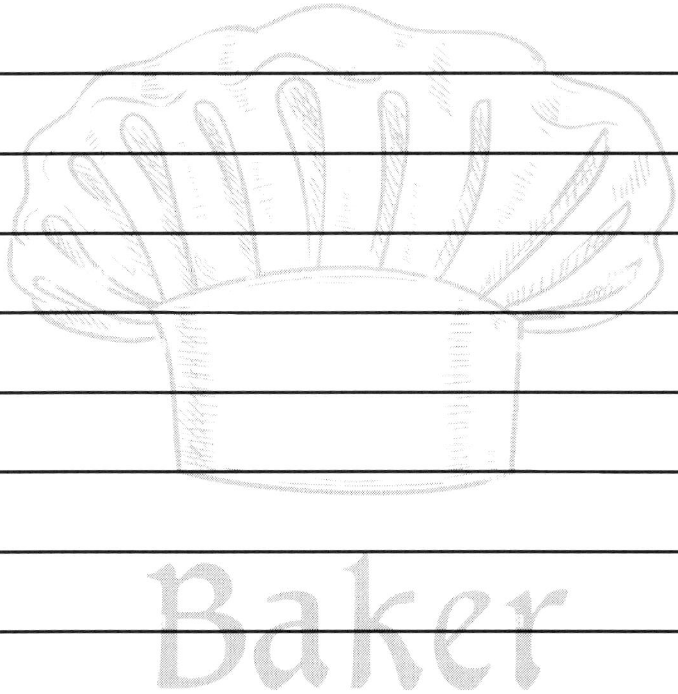

Notes:

Recipe 98: ____________________

____

Prep Time: ____ Cook Time: ____ Serves: ___

Ingredients:

____________________ ____________________

____________________ ____________________

____________________ ____________________

____________________ ____________________

____________________ ____________________

Instructions: ____________________

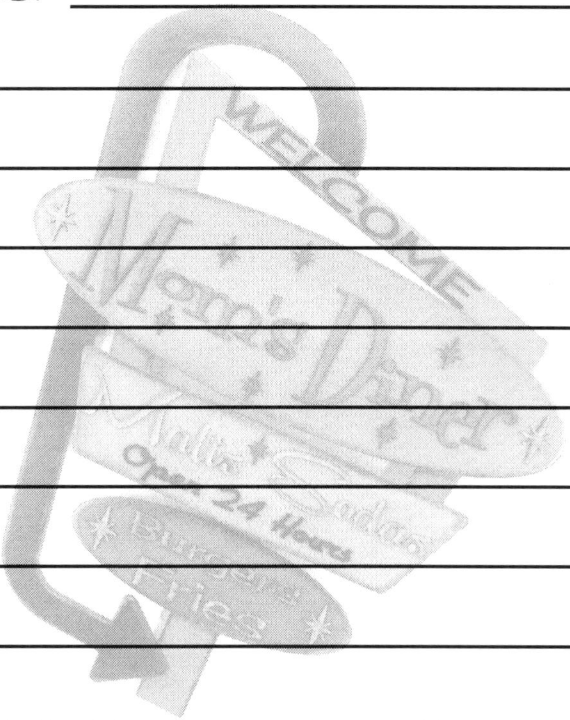

____

____

____

____

____

____

____

____

____

Notes:

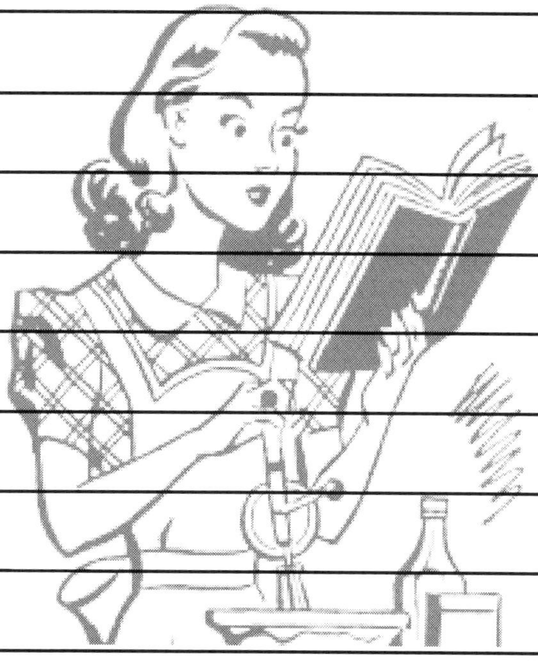

Recipe 99: ______________________________

____

Prep Time: _____ Cook Time: ____ Serves: ___

Ingredients:

______________ ______________

______________ ______________

______________ ______________

______________ ______________

______________ ______________

Instructions: ______________________________

____

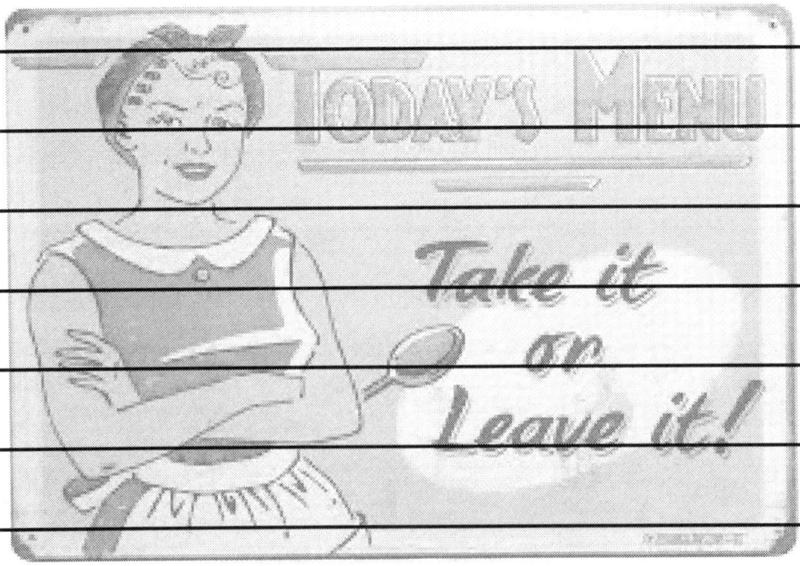

____

Notes:

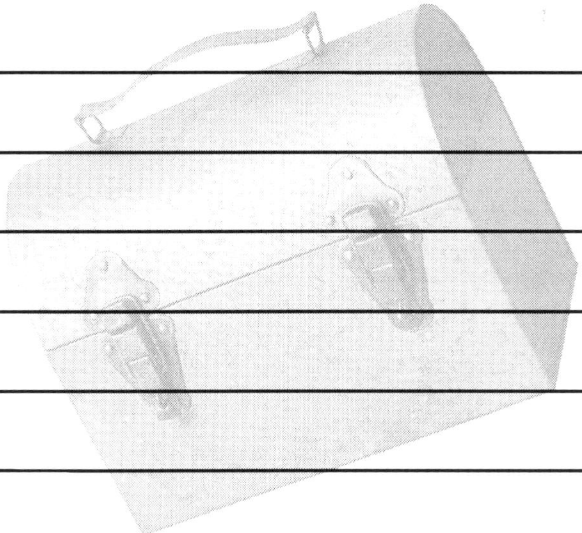

Recipe 100: ____

____

Prep Time: _____ Cook Time: ____ Serves: ___

Ingredients:

______________________ ______________________

______________________ ______________________

______________________ ______________________

______________________ ______________________

______________________ ______________________

Instructions: ________________________________

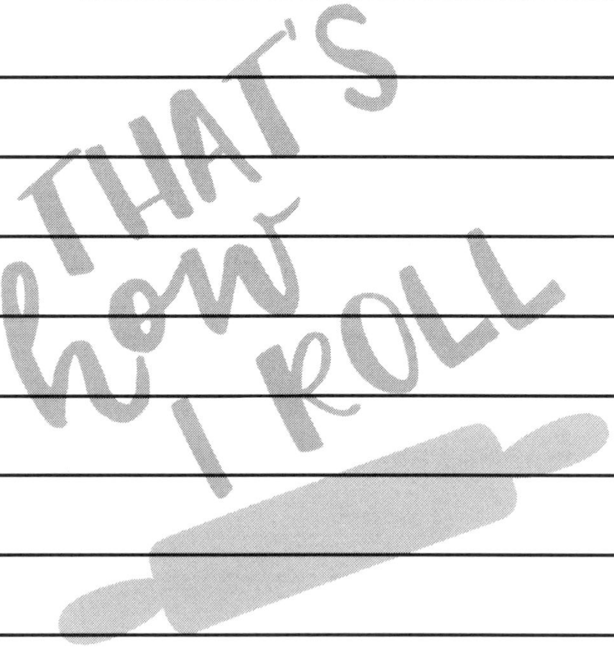

____

____

____

____

____

____

____

____

____

Notes:

Recipe 101: ____________________________________

____

Prep Time: ____ Cook Time: ____ Serves: ___

Ingredients:

____________________ ____________________

____________________ ____________________

____________________ ____________________

____________________ ____________________

____________________ ____________________

Instructions: ____________________________

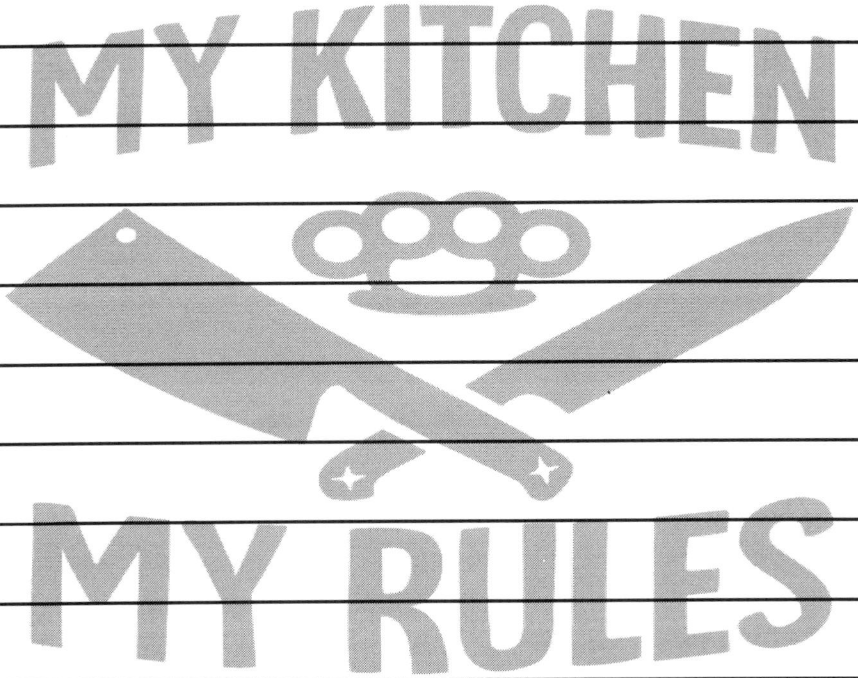

Notes:

Made in the USA
Monee, IL
08 November 2026

67961522R00116